Allgemeine Krankheitslehre kompakt

Allgemeine Krankheitslehre kompakt

Rudolf Meyer (Hrsg.)

Rudolf Meyer
(Hrsg.)

Allgemeine Krankheitslehre kompakt

12., vollständig überarbeitete und erweiterte Auflage

unter Mitarbeit von
Dr. med. Knut Wenzelides

hogrefe

Rudolf Meyer. Prof. Dr. med., Blankenfelde
E-Mail: meyer-blankenfelde@t-online.de

Knut Wenzelides. Dr. med., Berlin

Bibliografische Information der Deutschen Nationalbibliothek
Die Deutsche Nationalbibliothek verzeichnet diese Publikation in der Deutschen Nationalbibliografie; detaillierte bibliografische Daten sind im Internet über http://www.dnb.de abrufbar.

Anregungen und Zuschriften bitte an:
Hogrefe AG
Lektorat Pflege
z.Hd. Jürgen Georg
Länggass-Strasse 76
3012 Bern
Schweiz
Tel. +41 31 300 45 00
info@hogrefe.ch
www.hogrefe.ch

Lektorat: Jürgen Georg, Detlef Kraut, Martina Kasper
Bearbeitung: Detlef Kraut
Herstellung: Daniel Berger
Umschlagabbildung: ericsphotography, Getty Images
Umschlag: Claude Borer, Riehen
Satz: punktgenau GmbH, Bühl
Druck und buchbinderische Verarbeitung: AZ Druck und Datentechnik GmbH, Kempten
Printed in Germany

12. vollständig überarbeitete und erweiterte Auflage 2022

(E-Book-ISBN_PDF 978-3-456-96101-9)
(E-Book-ISBN_EPUB 978-3-456-76101-5)
ISBN 978-3-456-86101-2
https://doi.org/10.1024/86101-000

Inhaltsverzeichnis

Vorwort

Fundierte Kenntnisse der Abläufe und Gesetzmäßigkeiten krankhafter Prozesse des Menschen sind nach wie vor wesentliche Voraussetzungen für eine erfolgreiche Gesundheits- und Krankenpflege und Patientenbetreuung.

Das ist auch einer der Gründe, warum die 12. Auflage des vorliegenden Buches „Allgemeine Krankheitslehre kompakt“ aufgelegt wird.

Fortschritte in der Pathologie, verbunden mit veränderten Aufgabenstellungen in der kurativen Medizin sowie grundlegende Veränderungen in der Ausbildung medizinischer Pflegeberufe haben die Autoren bewogen, das gesamte Werk erneut auf seine Relevanz zu überprüfen.

Im Ergebnis dieser kritischen Wertung sind Definitionen, Fakten und Merksätze neu formuliert und modernen Erkenntnissen angepasst worden. Die Farben Rot und Schwarz wurden dabei konsequent den pädagogischen Zielen untergeordnet. Besondere Beachtung bei der Gestaltung dieser Auflage fand insbesondere der Tatbestand, dass sich dieses Buch immer stärker zum eigenständigen Lehrbuch entwickelt hat.

Während in der Vergangenheit der Pathologe entscheidend für die Qualitätskontrolle der klinischen Medizin zuständig war, hat sich gegenwärtig sein Aufgabenspektrum dahingehend erweitert, dass die Pathologie nicht nur die Diagnosen erstellt, sondern dadurch auch das therapeutische Vorgehen bestimmt.

Unter Berücksichtigung dieser Entwicklung in der Pathologie und unter Nutzung unserer eigenen langjährigen beruflichen Erfahrungen sowie der zahlreichen Hinweisen anderer Nutzer dieser kompakten Wissenssammlung wurden alle Kapitel überarbeitet.

Viele Leser und Nutzer haben uns über den Verlag ihre Meinung und ihre kritischen Hinweise mitgeteilt. Dafür herzlichen Dank. Alle Anmerkungen wurden sorgfältig geprüft und in jenen Fällen, wo sie mit unseren Zielvorstellungen übereinstimmten, in das Manuskript eingebaut.

Besonderen Dank schulden wir den Mitarbeitern des Hogrefe Verlages und hier insbesondere den Kollegen vom Lektorat Pflege, die wesentlichen Anteil am Zustandekommen dieses Buches haben. Ein besonderes Dankeschön gilt dem Leiter des Lektorates, Herrn Jürgen Georg, für seine Geduld und seine konstruktive Kritik.

Wir hoffen, dass auch die 12. Auflage bei den Lesern eine freundliche Aufnahme findet. Wir möchten an dieser Stelle alle unsere Leser ermutigen, uns ihre Anregungen und Kritiken mitzuteilen.

Blankenfelde, April 2022
Rudolf Meyer

1 Pathologie und Medizin

1.1 Einleitende Bemerkungen

Die Pathologie ist ein Spezialfach der Medizin. Sie ist aus dem Bedürfnis entstanden, mehr über Entstehung und Einordnung von Krankheiten zu erfahren, wobei am Beginn die Eröffnung von Verstorbenen und die damit verbundene Darstellung krankhafter Prozesse die Methode der Wahl waren, einschließlich Interpretation der so erhobenen makroskopischen Befunde.

Wesentliche Erkenntnisse der Medizin basieren auf durch Leichenöffnung (Autopsie, Obduktion, klinische Sektion) erhobene Befunde. Dieses Verfahren ist damit nach wie vor die Basis einer effektiven Qualitätssicherung der klinischen Tätigkeit und ein Kontrollinstrument für die Qualität der Todesursachenstatistik. Die klinische Sektion wird nur bei Todesfällen mit ärztlicher Dokumentation "natürlicher Tod" durchgeführt. Bei der ärztlichen Dokumentation eines "nicht-natürlichen Todes" erfolgt eine rechtsmedizinische Sektion.

Obwohl bereits im Altertum durch Ärzte Leicheneröffnungen vorgenommen wurden, erfolgten systematische klinische Sektionen erst ab der Mitte des 19. Jahrhunderts. Parallel zu dieser Entwicklung wurde in Mitteleuropa auch die Gründung von Instituten für Pathologie und die Einrichtung von Lehrstühlen vorgenommen. Gegen Ende des 19. Jahrhunderts wurde der Bakteriennachweis in das Methodenspektrum der Pathologischen Anatomie bei der Durchführung klinischer Sektionen aufgenommen.

Zu Beginn des 20. Jahrhunderts nahmen mikroskopische Untersuchungen von Gewebeproben, die bei der Sektion, später auch bei Operationen, entnommen wurden, einen immer größeren Zeitraum in der täglichen Arbeit des Pathologen ein. Dies führte zu einer immer stärkeren Abnahme der Anzahl klinischer Sektionen. Gegenwärtig besteht die Haupttätigkeit der Ärzte für Pathologische Anatomie in der Durchführung von mikroskopischen Untersuchungen von intraoperativ bzw. bioptisch gewonnenen Gewebeproben.

Die Verfahren der klassischen histologischen Untersuchung werden durch Methoden der Immunhistologie, Molekularpathologie, Morphometrie und automatisierten Bilddarstellung und -auswertung ergänzt. Die Einführung von international verbindlichen Klassifikationsverfahren hat zu einer Standardisierung morphologischer Aussagen geführt.

1.2 Definition und Aufgaben der Pathologie

> Pathologie ist die Lehre von den Leiden, d.h. von abnormen und krankhaften Organ- und Gewebeveränderungen des Menschen, insbesondere ihre Ätiologie, Pathogenese und die daraus entstehenden Krankheiten, ferner die Beschreibung von Krankheiten und ihre systematische Einordnung.

Voraussetzung für das Verständnis von Krankheiten ist die Kenntnis der Pathologie
Die Pathologie erfasst und beschreibt mit einem umfangreichen Methodenspektrum unterschiedliche krankhafte Veränderungen, führt eine Bewertung und Einordnung dieser Veränderungen durch und legt so die morphologische Basis von therapeutischen Erwägungen durch klinisch tätige Ärzte.

Die Aufgaben der Pathologie umfassen:
- Diagnostik (intravital und postmortal)
- Forschung
- Ausbildung und Weiterbildung.

Durch ihre Tätigkeit werden entscheidende Voraussetzungen für ein effektives Management der Qualitätskontrolle der klinischen Tätigkeit geschaffen.

Im Einzelnen gehören zur modernen Pathologie folgende Aufgabenbereiche (geordnet nach dem zeitlichen Aufwand):
- Durchführungen von histologischen Untersuchungen einschließlich der Beurteilung von histologischen Präparaten im Schnellverfahren (Gefrierschnitttechnik)
- Durchführung von zytologischen Untersuchungen
- Durchführung von klinischen Sektionen und Demonstrationen sowie Bewertung der Ergebnisse
- Durchführung pathologisch-klinischer Beratungen und Tumorkonferenzen.

Die Pathologie mit der Gesamtheit ihrer unterschiedlichen Methoden ist Bestandteil des interdisziplinären Systems der klinischen Medizin.

1.3 Pathologie und Medizin in der Gegenwart

In Deutschland sind gegenwärtig ca. 1500 Fachärzte für Pathologische Anatomie tätig, die die ärztlichen Bedürfnisse von ca. 390 000 Ärzten anderer Fachrichtungen bedienen.

In der Bundesrepublik Deutschland bestehen gegenwärtig 35 universitäre Lehrstühle für Pathologie mit entsprechenden Instituten. Darüber hinaus gibt es in zahlreichen großen Krankenhäusern Institute für Pathologie. Des Weiteren existieren Niederlassungen für Pathologen.

Die Tätigkeit der Ärzte für pathologische Anatomie hat in den letzten Jahren an Bedeutung gewonnen, da vielfach Diagnostik und davon abhängig die Therapie ohne den histopathologischen Befund nicht mehr möglich sind.

Insbesondere Tumordiagnostik und Therapie sind heute ohne detaillierte pathologisch-anatomische Befundung nicht mehr denkbar. Ohne diese und eine exakte Einordnung eines bösartigen Tumors wird weltweit keine Krebstherapie begonnen.

Bei zahlreichen operativen Eingriffen steuert die Pathologie durch die Befundung von histologischen Schnellschnittpräparaten während der Operation Ausmaß und Vorgehen der chirurgischen Tätigkeit.

Zytologische Untersuchungsergebnisse sind bei der Prävention von Tumoren im weiblichen Genitalbereich gegenwärtig unerlässlich.

Tumorregister und systematische Erfassung anderer Krankheitsgruppen werden erst durch Befunde der Pathologen zum effektiven Werkzeug.

Für die eigenverantwortliche Tätigkeit eines Facharztes für Pathologie muss man nach erfolgreichem Hochschulstudium für Humanmedizin eine insgesamt 6-jährige Facharztweiterbildung durchlaufen, ehe man nach bestandener staatlich anerkannter Prüfung die Berechtigung zur selbstständigen Arbeit attestiert bekommt.

Bedauerlich ist, dass durch die Verschiebung des gegenwärtigen Aufgabenspektrums in der Pathologie die Durchführung klinischer Sektionen drastisch reduziert wurde, sodass diese auch heute noch effektive Methode des Erkenntnisgewinns und der Qualitätskontrolle ärztlicher Tätigkeit wesentlich an Bedeutung verloren hat. Diese Tatsache zeigt sich auch in der Anzahl durchgeführter klinischer Sektionen, die etwa nur bei 5% der Verstorbenen vorgenommen werden.

2 Gesundheit und Krankheit

2.1 Einleitende Bemerkungen

Gesundheit und Krankheit sind grundlegende Erscheinungsformen des Lebens.
Gesundheit und Krankheit des Menschen werden wesentlich durch die gesellschaftlichen Bedingungen des Menschen als arbeitendes, denkendes, sprechendes und bewusst handelndes Lebewesen geprägt.

2.2 Das Wesen von Gesundheit und Krankheit

2.2.1 Gesundheit

„Gesundheit ist der Zustand des vollständigen körperlichen, geistigen und sozialen Wohlbefindens und nicht nur das Freisein von Krankheit und Gebrechen."
(Definition der WHO, niedergelegt in der Präambel der WHO-Satzung (WHO, 1944)

Gesundheit des Menschen ist das positive Ergebnis einer ständig stattfindenden Auseinandersetzung des Organismus mit der biologischen und gesellschaftlichen Umwelt und äußert sich in einem „Schweigen" der Organe des Menschen. Dieser dynamische Zustand wird durch vielfältige biologische und soziale Prozesse aufrechterhalten. Entscheidenden Einfluss auf die Gesundheit haben u. a.:

- biologisches Alter
- Effektivität der präventiven und kurativen Medizin
- gesellschaftliche Verhältnisse (Bildung, Einkommen, soziale Strukturen)
- biologische und soziale Umwelt
- Ökologie.

2.2.2 Krankheit

Krankheit ist prozesshaft gestörtes Leben und durch strukturelle und funktionelle Veränderungen gekennzeichnet. Sie stellt ein Missverhältnis zwischen den ständig wechselnden Umweltbedingungen und der Anpassungsfähigkeit des Organismus dar.

Krankheit des Menschen ist das negative Ergebnis der Auseinandersetzung des Organismus mit der Umwelt. Das im Zustand der Gesundheit wohl geordnete und aufeinander abgestimmte Struktur- und Funktionsgefüge wird nicht mehr aufrechterhalten, weil die Anpassungsfähigkeit des Individuums auf eine bestimmte Störung überschritten ist. Im Ergebnis kann, muss aber nicht, eine Krankheit entstehen, weil der Organismus in bestimmten Grenzen derartige Störungen beseitigen bzw. abwehren kann.

Mitte des 19. Jahrhunderts stellte Rudolf Virchow (1821–1902) fest, dass die Zelle der Sitz und damit auch der Entstehungsort von Krankheiten ist. Daraus ist abzuleiten, dass auch alle Prozesse, die das Wesen der Gesundheit bedingen, ihren Ursprung in der Zelle haben.

Diese grundlegende Feststellung revolutionierte nicht nur die gesamte Krankheitslehre, sondern ist bis in das 21. Jahrhundert die naturwissenschaftliche Basis unseres Verständnisses von Krankheit und Gesundheit.

Die Fortschritte der Zellbiologie und insbesondere der molekularen Medizin verlangten zwingend, die Virchow'schen Auffassung den modernen Erkenntnissen anzupassen, ohne die Grundidee zu verändern.

Auf der Basis des gegenwärtigen Wissensstandes bleibt festzustellen, dass die Richtigkeit dieser Aussagen durch den modernen Wissenszuwachs der molekularen Medizin einerseits bestätigt wurde und andererseits durch Erkenntnisse über die Rolle der Gene (Epigenetik, Proteinomik) in den Zellen präzisiert wurde.

2.3 Ätiologie der Krankheit (Krankheitsursachen)

Ätiologie: Lehre von den Krankheitsursachen (Wodurch entsteht die Krankheit?)

Pathogenese: Lehre von der Entstehungsweise der Krankheiten (Wie entsteht die Krankheit?)

Krankheiten haben verschiedene Ursachen und unterschiedliche Entstehungsweisen. Erkrankungen können durch eine, aber auch durch mehrere Ursachen entstehen (**Polyätiologie**).

Unterschiedliche Umwelteinflüsse (**äußere Krankheitsursachen**) und wechselnde Anpassungsfähigkeit des menschlichen Organismus (**innere Krankheitsursachen**) können Krankheiten verursachen (s. **Abb. 2-1** und **Tabelle 2-1**).

Neben diesen klassischen ätiologischen Fakten, die zu einer Krankheit führen können, muss man heute Ursachen benennen, die im Ergebnis der Entwicklung der menschlichen Gesellschaft durchaus Krankheiten hervorrufen können (gesellschaftliche Krankheitsursachen). In Abhängigkeit von der Quantität und der Qualität der Krankheitsursachen und in Kombination mit den inneren Krankheitsbedingungen sowie den gesellschaftlichen Krankheitsursachen können sich Krankheiten auf vielfältige Weise entwickeln. Die Pathogenese einer Krankheit stellt demzufolge einen komplexen Vorgang unterschiedlicher Einzelvorgänge dar, der darüber hinaus auch vom Krankheitsbewusstsein des Individuums beeinflusst wird.

2.3.1 Krankheiten/Krankheitsursachen der „besonderen Art"

In den folgenden Ausführungen werden abweichend von der bisherigen Systematik Krankheitsursachen und Krankheiten benannt bzw.

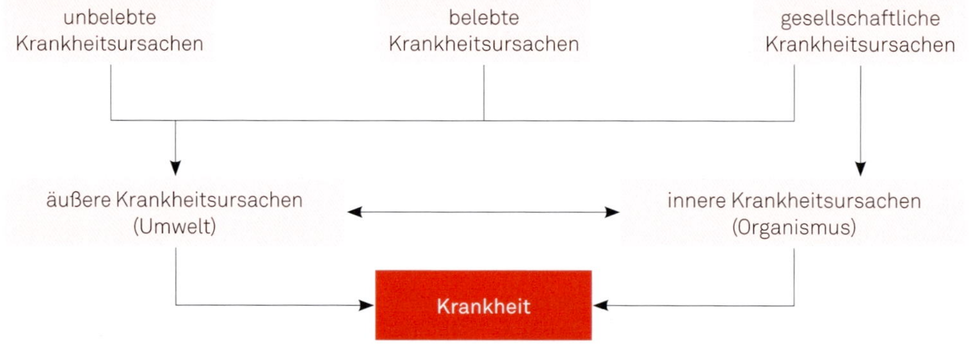

Abbildung 2-1: Ursachen und Bedingungen der Entstehung von Krankheiten. Quelle: Meyer, 2014, S. 15.

Tabelle 2-1: Wechselspiel zwischen Umwelt und Anpassungsfähigkeit. Quelle: Meyer, 2014, S. 15.

Umwelteinflüsse	Anpassungsfähigkeit	Ergebnis
Ø	Ø	Gesundheit
↑	↓	Krankheit
↑	Ø	Krankheit
Ø	↓	Krankheit
↑	↑	Gesundheit
Ø	↑	Gesundheit

bewertet, die Folge gesellschaftlicher Entwicklungen sind.

Darüber hinaus können Krankheiten aus verschiedenen Gründen als Folge der medizinischen Therapie entstehen.

Krankheiten durch Vernachlässigung hygienischer Grundregeln
Unkenntnis bzw. unsachgemäße Anwendung, aber auch Vernachlässigungen hygienischer Grundregeln bzw. Regeln der Desinfektion können zu Krankheiten führen, insbesondere krankenhausbedingte Infektionen (**nosokomiale Infektionen**) gehören dazu. Die Deutsche Gesellschaft für Krankenhaushygiene geht davon aus, dass es in Deutschland jährlich zu mehr als 500 000 derartigen Hospitalinfektionen mit häufig tödlichem Ausgang kommt.

Therapiebedingte Erkrankungen
Moderne Therapieformen, insbesondere bei der Behandlung maligner Tumore können Nebenwirkungen verursachen, die zu eigenständigen Krankheiten führen.

Die Transplantation unterschiedlicher Organe, die in Endstadien von Erkrankungen die einzige Möglichkeit darstellt, das Leben des Patienten zu erhalten, kann infolge der dadurch erforderlichen lebenslangen Dauermedikationen (Immunsuppression) zu neuen Erkrankungen führen.

Krankheiten durch Missbrauch
Es handelt sich dabei um Krankheiten, die durch Missbrauch von Alkohol, Drogen und Analgetika entstehen können.

Gesellschaftlich bedingte Erkrankungen
Durch die zahlreichen Möglichkeiten des weltumspannenden Reiseverkehrs können heute Erreger aus allen Gebieten sehr schnell weltweit verbreitet werden.

Die Folgen des Klimawandels mit deutlich erhöhten und länger wirksamen Durchschnittstemperaturen führen gegenwärtig bereits in unserem Land zum Auftreten von Krankheiten, die bisher nur aus anderen Klimazonen bekannt sind.

Andererseits sind auch Touristen mit Defiziten des Impfschutzes gefährdet.

Auch grenzüberschreitende Tier- und Lebensmitteltransporte können bei Nichteinhaltung entsprechender Vorschriften Krankheiten verbreiten.

2.3.2 Unbelebte Krankheitsursachen

Nahrungsbedingte äußere Krankheitsursachen und ihre Folgen
(s. Tab. 13-1, S. 97)

Die Nahrung des Menschen sollte den körperlichen und geistigen Anforderungen angepasst sein. Langdauernde Störungen der Ernährung und völliger Nahrungsentzug führen zu Krankheiten.

Länger anhaltende Unterernährung und völliger Nahrungsentzug führen zum:

- Abbau der Glykogenreserven
- Abbau des Depot- und Baufettes (Abmagerung)
- Abbau des Eiweißes
  - Organabbau:
    - Skelettmuskulatur
    - Leber (bis 30 %)
    - Herz (bis 25 %)
    - Niere, Gehirn (bis 10 %)
  - Mangel an Bluteiweißkörpern:
    - Störung des Wasserhaushaltes (Hungerödem).

Der Tod tritt durch Auszehrung (Inanition) ein. Sie ist durch Verlust von Körpermasse, völlige Entkräftung und Erschöpfung gekennzeichnet.

Eine länger andauernde Überernährung (Luxuskonsumation) führt zur:

- Adipositas („Mastfettsucht") und deren Folgekrankheiten:
  - Förderung der Arteriosklerose
  - Überlastung des Skelettsystems (Knochen, Gelenke)
  - Störung des innersekretorischen Systems (z. B. Diabetes mellitus).

Die Behandlung der Adipositas und ihrer Folgekrankheiten (Diabetes mellitus/Herz-Kreislauf-Krankheiten) stellt in den entwickelten Industrienationen eine erhebliche volkswirtschaftliche Belastung dar.

> Gesundheitserziehung und Aufklärung können helfen, ernährungsbedingte Krankheiten zu vermeiden!

Physikalische Krankheitsursachen und ihre Folgen (s. Tab. 13-2, S. 99)
Physikalische Ursachen, die zu Krankheiten führen, sind mannigfaltig und in ihrer Wirkung sehr variabel; mechanische und thermische Ursachen sowie elektrischer Strom und unterschiedliche Strahlen sowie Bestrahlungen bei entsprechender Dosis und Einwirkungszeit können zu Krankheiten führen, die aber sehr verschiedene Erscheinungsbilder aufweisen.

Chemisch-toxische Krankheitsursachen und ihre Folgen (s. Tab. 13-3, S. 100)
Den größten Anteil der chemisch-toxischen Krankheitsursachen machen Gifte aus. Diese können durch Beeinträchtigung der Zell- und Gewebefunktion infolge:

- Zerstörung bestimmter Zellbestandteile
- Denaturierung von Eiweißen
- Inaktivierung von Enzymen
- übermäßige Wasseraufnahme oder Wasserentzug zu allgemeiner Leistungsminderung, letztlich aber auch zum Tode führen.

Das Ausmaß der Wirkung ist abhängig von:

- Dosierung der Gifte (leichte, schwere, tödliche Vergiftungen)
- Dauer der Einwirkung (akute, chronische Vergiftungen)
- Disposition des Menschen (Alter, Gewöhnung)
- Art des Giftes (Organotropie der Gifte).

2.3.3 Belebte Krankheitsursachen

Man unterscheidet zwischen Mikro- und Makroparasiten.

Mikroparasiten (s. Tab. 2-2)

> Infektion ist eine durch belebte Krankheitserreger, zumeist Mikroparasiten, verursachte Krankheit.

Die Wirkung der verschiedenen Mikroparasiten wird durch ihre Virulenz bestimmt.

> Virulenz ist die Gesamtheit aller pathogenen Eigenschaften von Mikroparasiten (Viren, Bakterien, Protozoen und Pilze), im Organismus Krankheiten auszulösen.

Die Virulenz wird durch die Infektiosität, Vitalität und Toxizität der Mikroparasiten bestimmt.

Tabelle 2-2: Übersicht der belebten Krankheitserreger. Quelle: Meyer, 2014, S. 16.

Mikroparasiten (pathogene Mikroorganismen)	Makroparasiten (tierische Parasiten, Vielzeller)
• Viren • Bakterien • Pilze • Protozoen	• Würmer • Milben

> Infektiosität (Ansteckungsfähigkeit) ist die Fähigkeit von Mikroparasiten, in den Organismus einzudringen und sich trotz der natürlichen Abwehrkräfte in ihm zu vermehren.
> Vitalität bezeichnet die Lebens- und Überlebensfähigkeit der Mikroparasiten.

> Vitalität bezeichnet die Lebens- und Überlebensfähigkeit der Mikroparasiten.

> Toxizität ist die Giftigkeit der Mikroparasiten, d.h. das Ausmaß der schädigenden Wirkung der Gifte (Toxine) im lebenden Organismus.

Man unterscheidet:

- Ektotoxine: werden von lebenden Keimen, wie z.B. Clostridium tetani, abgegeben.
- Endotoxine: werden beim Zerfall von Krankheitserregern, wie z.B. Salmonellen oder Shigellen, freigesetzt.

Toxine sind artspezifisch und bewirken als Antigene eine Antikörperbildung. Daneben wirken zahlreiche Bakterientoxine als Enzyme und Pyrogene.

Viren lassen sich nach deren DNA- oder RNA-Struktur klassifizieren und den die Viruserkrankung verursachenden Viren (s. **Tab. 2-3**).

Makroparasiten (s. Tab. 2-2)

Pathogene Wirkung der Makroparasiten:

- mechanische Schädigung durch Verlegung von Lichtungen und Blutgefäßen (z.B. Spulwürmer in Gallengängen)
- Störung der Nahrungsaufnahme im Darm (z.B. Bandwürmer)
- toxische Wirkung auf das Knochenmark infolge starken Wurmbefalls (Anämie)
- toxische Schädigung → Entzündungen → Gewebszerstörung.

2.3.4 Gesellschaftliche Krankheitsursachen

Extreme psychische und physische Belastungen bzw. Überforderungen des Menschen können die Entstehung einer Krankheit (innere Krankheitsbedingungen) begünstigen und im Einzelfall ihre Entstehung verursachen. Zu diesen krankheitsauslösenden Faktoren zählen:

- inadäquater Arbeitseinsatz (Einsatz unter zu hohen, aber auch unter zu niedrigen Anforderungen)
- geistige und körperliche Behinderung
- Arbeitslosigkeit
- extreme Lebenssituation, belastende Lebensereignisse
- akute oder längere Überlastung
- abruptes Ändern des umgebenden Milieus bzw. gewohnter Verhaltensweisen
- schlechte Wohnverhältnisse einschließlich Obdachlosenasyle
- soziale und psychische Isolierung und Vereinsamung von Menschen
- ständig wachsende Menge verschiedenartiger Informationen
- mangelnder Ausgleich der Arbeitsbelastung
- Mobbing
- chronische Reizüberflutung durch TV, Internet, Printmedien
- Klimawandel.

2.3.5 Innere Krankheitsbedingungen

> Innere Krankheitsbedingungen sind jene Veränderungen im inneren Gleichgewicht des Organismus, welche notwendige Voraussetzung für das Wirksamwerden von Krankheitsursachen sind.

Gegenwärtig steht eine exakte naturwissenschaftliche Klärung der zur Krankheit führenden individuellen Reaktionsweise des gesunden Lebewesens auf Umwelteinflüsse noch aus. Aktuell ist bekannt, dass auch das Milieu im Or-

Tabelle 2-3: Klassifikation und Ursachen virusbedingter Krankheiten.

Virusbedingte Krankheiten	Ursachen der viralen Krankheit	Virusklassifikation nach Virusstruktur
Masern	Masern-Virus	RNA-Virus
Pocken (Variola)	Variola-Virus	DNA-Virus
Windpocken (Varizellen) Herpes Zoster	Varizella-Zoster-Virus	DNA-Virus
Grippe (Influenza)	Influenza-Virus	RNA-Virus
Ebola-Viruskrankheit	Ebola-Virus	RNA-Virus
Hepatitis	Hepatitis-Viren (A, B, C, E)	RNA/DNA-Virus
Coronakrankheit (Covid-19)	SARS-CoV2	RNA-Virus
HPV-Infektion	Humane Papilloma-Viren	DNA-Virus
Poliomyelitis, Myokarditis	Entero-Viren*	RNA-Virus
Virusenzephalitis	Diverse Viren, speziell, FSME**	RNA-Virus
Tollwut (Lyssa)	Lyssa-Virus	RNA-Virus
Röteln (Rubeola)	Röteln-Virus	RNA-Virus
Mumps	Paramyxo-Viren	RNA-Virus
Herpes-Infektion	Herpes-simplex-Viren	DNA-Virus
AIDS	Humane Immundefizienz-Viren (HIV)	DNA-Virus
Pfeiffer-Drüsenfieber (Mononucleosis infectiosa)	Eppstein-Barr-Virus	DNA-Virus
Middle-East-Respiratory-Syndrome	MERS-CoV (Corona-Virus) ***	RNA-Virus
Vogelgrippe (Geflügelpest)	Influenza-A-Viren ***	RNA-Virus
Afrikanische Schweinepest	ASP-Viren ***	RNA-Virus

* Enteroviren: Coxsackieviren, ECHO-Viren, Paraviren

** Virusenzephalitis durch Masernviren, Paramyxoviren, Rötelnviren, Herpesviren

*** Diese virusbedingten Krankheiten sind Zoonosen, werden aber auch bei Menschen nachgewiesen.

ganismus (z.B. Darmflora und mikrobielle Hautbesiedlung) Bestandteil innerer Krankheitsbedingungen sein können. Diese Zustände werden als Mikrobiom bezeichnet.

Zur Präzisierung der inneren Krankheitsbedingungen werden zur Zeit die Begriffe „Disposition“, „Konstitution“ und „Adaptation“ benutzt.

> Disposition (Krankheitsaufnahmebereitschaft) beinhaltet alle inneren Faktoren, die Voraussetzung für das Wirksamwerden äußerer Krankheitsursachen sind.

Disposition ist eine meist vorübergehende, möglich aber auch ständig gesteigerte Anfälligkeit gegenüber der Wirkung von Krankheitsursachen.

Der Organismus ist nicht in der Lage, sein inneres Gleichgewicht stabil zu halten. Das instabile Gleichgewicht schränkt die Anpassungsfähigkeit gegenüber veränderten Bedingungen ein.

Es werden folgende Arten der Disposition unterschieden:

- allgemeine Disposition
  - zeitliche
  - physiologische
  - pathologische
- Organdisposition:
  - physiologische
  - pathologische.

Konstitution ist die Gesamtheit aller körperlichen und psychischen Eigenschaften des menschlichen Organismus, die das besondere Verhalten gegenüber äußeren Einflüssen bestimmen.

Grundlagen der Konstitution (Phänotypus) sind zum einen die ererbte Anlage (Genotypus) und zum anderen durch nachhaltige Umwelteinflüsse geprägte Funktions- und Strukturmerkmale (Paratypus).

Phänotypus = Genotypus + Paratypus.

Jeder Mensch hat seine ihm eigene Konstitution!

Adaptation ist die Eigenschaft des Organismus, seine Stabilität gegenüber Veränderungen der Umwelt des Menschen durch strukturelle Anpassungsvorgänge zu bewahren.

Adaptation ist ein biologisches Grundphänomen jedes lebenden Organismus. Sie ist das Ergebnis der Anpassung an veränderte Bedingungen.

Kompensation ist der Ausgleich einer Störgröße mit Hilfe anderer Regelsysteme. Unter Einschränkung der Regelbreite wird dabei die Stabilität des betroffenen Systems erhalten.

Psychosomatik und Krankheitsentstehung

Die psychosomatische Medizin misst psychischen Prozessen bei der Entstehung organischer Krankheiten und körperlicher Leiden wesentliche Bedeutung bei. Sie untersucht und bewertet Bedingungen für den Ausbruch und den Verlauf organischer Erkrankungen, die in der Persönlichkeit des Menschen begründet sein können.

Unbestritten bleibt, dass psychosomatische Störungen die Entstehung und den Verlauf organischer Erkrankungen prägen können. Das Problem besteht gegenwärtig darin, dass sich diese psychischen Störungen weder erfassen noch objektivieren lassen und aus diesem Grunde in das gegenwärtige System der nosologischen Krankheitsbetrachtung nur schwer zu integrieren sind.

2.4 Pathogenese der Krankheit (Krankheitsentstehung)

Jede Krankheit hat in Abhängigkeit von der Qualität und Quantität der Krankheitsursachen sowie in Abhängigkeit von den inneren Krankheitsbedingungen eine spezielle Art der Entstehung und einen entsprechenden Verlauf.

Unabhängig davon sind in der Entstehung und im Verlauf jeder Krankheit bestimmte Phasen zu beobachten:

Jede Krankheit beginnt mit einem sogenannten Vorläuferstadium. In dieser Phase besteht ein labiles Gleichgewicht zwischen Krankheitsursachen und den individuellen Bedingungen von Konstitution bzw. Disposition, sodass noch keine Entscheidung zu Gunsten der Krankheit bzw. der Gesundheit erreicht wurde. Dieses Stadium wird als **Prodromalstadium** der Krankheit bezeichnet.

Nachdem die Krankheitsursachen ein Übergewicht erreicht haben, beginnt sich das typische Erscheinungsbild der jeweiligen Krankheit auszubilden, welches als **Manifestationsstadium** bezeichnet wird.

Nach Ablauf dieser Periode der Krankheitsentwicklung kommt es in Abhängigkeit von der Wirkung der verschiedenen Faktoren zu unterschiedlichen Verläufen: Tod, Chronizität der Krankheit oder Heilung.

Der Übergang der Manifestation der Krankheit in die Heilung ist das **Rekonvaleszenzstadium.**

Wird die Heilung erreicht, ist zwischen der Heilung mit oder ohne dauerhaften Schaden zu unterscheiden. Eine Heilung mit einem dauerhaften Schaden stellt dann ein Leiden, also ein **Pathos**, dar.

2.5 Krankheitszeichen (Symptome)

Die Erkennung und Benennung einer Krankheit werden als Diagnose bezeichnet!

Die Übergänge zwischen Gesundheit und Krankheit sind fließend. Die Abgrenzung krankhafter Zustände erfolgt deshalb durch **Normwerte.** Es handelt sich dabei um statistisch ermittelte Durchschnittswerte.

Abweichungen von dieser Norm dienen der Krankheitserkennung und werden als **Heterologien** bezeichnet. Die Abweichung kann das Ausmaß (Heterometrie), die Zeit (Heterochronie) und den Ort (Heterotopie) betreffen.

Krankheitszeichen (Symptome werden durch klinische Untersuchungen (Erhebung des Status praesens und der Anamnese) und durch paraklinische, meist labortechnische Verfahren (z.B. Blutbild. Röntgen, EKG) festgestellt und objektiviert. Wiederkehrende Muster von Krankheitszeichen (Symptome) ermöglichen die Unterscheidung bestimmter Krankheiten.

Es gibt aber auch Krankheitsbilder, die sich in Form zahlreicher Symptome, d.h. als Symptomenkomplex oder **Syndrom**, äußern.

Man unterscheidet:

- subjektive Symptome, werden vom Patienten angegeben, sind jedoch durch Untersuchungsmethoden nicht immer nachweisbar
- objektive Symptome, werden durch Untersuchungsmethoden (qualitativ und quantitativ) festgestellt, sind jedoch vom Patienten nicht immer wahrnehmbar.

Außerdem unterscheidet man:

- allgemeine Symptome – unspezifische Zeichen einer Krankheit, die im Prodromalstadium auftreten
- Kardinalsymptome – typische Zeichen einer bestimmten Krankheit, z.B. bei Diabetes mellitus:
  - Hyperglykämie:
  - Hyperketonämie
  - Glukosurie.

Allgemeine Symptome sind für die Früherkennung und frühzeitige Behandlung einer Krankheit von großer Bedeutung. Im Folgenden werden häufig auftretende allgemeine Symptome beschrieben.

2.5.1 Schmerz (Dolor)

Schmerz ist ein Sinnes- oder Gefühlserlebnis, das mit tatsächlicher oder potenzieller Gewebsschädigung einhergeht oder von betroffenen Patienten so beschrieben wird, als wäre eine solche Gewebsschädigung die Ursache.

Der Schmerz ist ein Signal, das den Körper vor einer Gefahr in einem bestimmten Bereich warnt. Er kann durch physikalische, chemische und thermische Reize ausgelöst werden. Schmerzerregende Stoffe können auch im Organismus entstehen, z.B. Histamin, Serotonin, Bradykinin und Kallidin.

Schmerzempfindungen werden von den Schmerzrezeptoren über spezielle afferente „Schmerzbahnen“ zum Hirnstamm und zum Thalamus-Kortex-System geleitet. Hier erfolgen die zentrale Verarbeitung und Projektion.

Zu unterscheiden sind:

- Oberflächenschmerz (Hautschmerz): gut zu lokalisieren, stechend, brennend
- Tiefenschmerz (tiefer Hautschmerz, Organschmerz): schlecht oder gar nicht lokalisierbar, dumpf, bohrend, quälend.

> Die Stärke des Schmerzes ist kein Gradmesser für Umfang oder Schwere der Gewebe- oder Organschädigung.
> Der Schmerz kann bei bestimmten Krankheiten wie bei malignen Geschwülsten oder der Leukämie ganz fehlen.

2.5.2 Fieber (Febris, Pyrexia)

> Fieber ist erhöhte Körpertemperatur, das bedeutet Temperaturregulation auf höherem Niveau.

Das Fieber stellt eine meist positiv zu bewertende Abwehrreaktion des menschlichen Organismus auf Krankheitsursachen dar.

Fieber ist das Ergebnis einer Sollwerterhöhung im Thermozentrum des Hypothalamus und beruht auf der Wirkung exogener und endogener Pyrogene.

> Pyrogene sind Polypeptide, die – in kleinsten Mengen von außen zugeführt (Bakterien) oder/und endogen entstanden – eine erhöhte Körpertemperatur auslösen.

Man unterscheidet:

- Exogene Pyrogene:
  - Bakterien
  - Erregersubstanzen
  - Viren
  - bakterielle Endotoxine
  - Antigene
- Endogene Pyrogene:
  - Interleukin
  - Interferon
  - Cachektin
  - Lymphotoxin
  - Prostaglandin.

Die Wärmebildung beim Fieberanstieg erfolgt durch:

- Verringerung der Hautdurchblutung durch Verengung peripherer Blutgefäße
- Muskelarbeit durch Kältezittern
- Erhöhung des Grundumsatzes.

Die Wärmeabgabe bei Fieberabfall (Entfieberung) erfolgt durch:

- Erhöhung der Hautdurchblutung infolge Weitstellung der peripheren Blutgefäße (Kapillaren) der Haut
- Schweißsekretion
- Verdunstung von Flüssigkeit auf der Haut
- Steigerung der Atmung.

Der Fieberabfall kann unterschiedlich schnell erfolgen:

- innerhalb einiger Tage (Lysis)
- in wenigen Stunden (Krisis).

> Durch rasche Erweiterung der peripheren Blutgefäße kann es zum Kollaps kommen!

Der Anstieg der Körpertemperatur erfolgt in Stufen:

- Fieberanstieg – Beginn der Wirkung des Pyrogens
- Fiebergipfel – volle Wirkung des Pyrogens
- Fieberabfall – Abbau des Pyrogens

Einteilung des Fiebers nach Verlaufsformen:

- kontinuierliches Fieber (Febris continua) bei Tagesdifferenzen bis 1 °C
- remittierendes (zeitweilig zurückgehendes) Fieber (Febris remittens) bei Tagesdifferenzen bis 1,5 °C

- intermittierendes (mit freien Intervallen verlaufendes) Fieber (Febris intermittens) mit Tagesdifferenzen von mehr als 1,5 °C.

Nach der Höhe der Rektaltemperatur werden unterschieden:
- subfebrile Temperatur: 37,1–37,9 °C
- leichtes Fieber: 38,0–38,4 °C
- mäßiges Fieber: 38,5–39,5 °C
- hohes Fieber: 39,6–41,5 °C
- hyperpyretisches Fieber: 41,6 °C und mehr.

Tagesrhythmische Schwankungen der Körpertemperatur bleiben beim Fieber erhalten. Eine Reihe von Krankheiten zeichnet sich durch besondere Fiebertypen aus, die für die Differentialdiagnose von Bedeutung sein können.

> Eine streng indizierte Therapie mit Antibiotika oder/und Antipyretika kann den Fieberverlauf ändern.

Fieber kann eine unterschiedliche Bedeutung haben:
- positiv:
  - erhöhte Abwehrbereitschaft (Resistenz)
  - erhöhte Blut- und Lymphzirkulation
- negativ:
  - Appetitlosigkeit (Inappetenz)
  - Kollapsneigung
  - Leistungsabfall.

2.5.3 Leistungsschwäche

Zu unterscheiden sind:
- langsamer Leistungsabfall
- plötzlicher Leistungsabfall – Leistungsknick.

Grundlagen können Krankheiten, aber auch psychische Störungen und Genussmittelmissbrauch sein.

Gewichtsveränderungen
Gewichtsveränderungen werden durch den BMI (Body-Mass-Index) ausgedrückt.

$$\text{Body-Mass-Index (BMI)} = \frac{\text{Körpermasse [kg]}}{\text{Körperlänge [m}^2\text{]}}$$

Der errechnete Index bedeutet:
- BMI < 18.5 Untergewicht
- BMI 18,5–24,9 Normgewicht
- BMI 25–29,9 Übergewicht
- BMI 30–34,9 Adipositas Grad I
- BMI 35–39,9 Adipositas Grad II
- BMI > 40 und mehr Adipositas Grad III

Für Kinder und Jugendliche gelten auf Grund des Wachstums und der Reife besondere Werte, die in den Perzentilenkurven abgelesen werden können.

Durchschnittliches Gewicht im 1. Lebensjahr:
- Geburtsgewicht: 3480 g (m) bzw. 3300 g (w)
- vom 4. bis zum 5. Lebensmonat = doppeltes Gewicht
- Ende des 1. Lebensjahres = dreifaches Gewicht.

Die Körpermasse nimmt zu bei:
- Adipositas
- Flüssigkeitsretention, Ödemen
- endokrinen Erkrankungen
- gesteigertem Appetit bei psychischen Erkrankungen (Esssucht).

Die Körpermasse kann abnehmen bei:
- Geschwülsten
- Alkoholismus
- chronischen Infektionen
- Ernährungs- und Resorptionsstörungen.

2.5.4 Schlafstörungen

Zu unterscheiden sind:
- Einschlafstörungen
- Durchschlafstörungen.

Die Ursachen können in bestimmten Krankheiten, Schmerzzuständen, Genussmitteln, der Umwelt oder Störungen des zirkadianen Schlaf-Wach-Rhythmus liegen.

2.5.5 Schwindel

Schwindel ist das Gefühl einer Gleichgewichtsstörung:

- bei Kreislaufstörungen, etwa infolge von Hypotonie, Anämie und/oder Hypoxämie
- bei psychogenen Störungen
- bei vestibulären Störungen im Mittelohr, etwa infolge von Entzündung oder Fraktur.

2.6 Krankheitsverlauf

Entwicklung und Verlauf der Krankheit sind durch ineinander übergehende Stadien gekennzeichnet:

- **Latenzstadium:** Die Auseinandersetzung des Organismus mit der Krankheitsursache entscheidet darüber, ob eine Krankheit entsteht oder die Gesundheit erhalten bleibt. Beim Entstehen der Krankheit erfolgt ein Qualitätsumschlag.
- **Prodromalstadium (Vorläuferstadium):** Der Krankheit unmittelbar vorausgehendes Stadium. Es ist durch allgemeine und unspezifische Symptome, z.B. Kopfschmerzen, Appetitlosigkeit und Abgeschlagenheit, gekennzeichnet. Außerdem beginnen die für eine bestimmte Krankheit typischen Symptome sichtbar zu werden.
- **Manifestationsstadium (Hauptstadium):** Der Beginn dieser Phase verläuft meist akut. Die für das Krankheitsbild typischen funktionellen und morphologischen Veränderungen treten auf.
- **Rekonvaleszenzstadium (Genesungsstadium):** In diesem Stadium erfolgt der qualitative Umschlag zur Gesundheit. Die funktionellen und morphologischen Erscheinungen der Krankheit bilden sich zurück. Der Organismus ist aber noch anfällig gegenüber Einwirkungen von Krankheitsursachen.

Diese Krankheitsstadien sind in ihrem Erscheinungsbild variabel, das heißt, sie sind in Stärke und Zeitdauer sehr verschieden.

Der Verlauf einer Krankheit kann durch Komplikationen gestört werden.

Die Komplikation ist ein Ereignis, das eine Krankheit ungünstig beeinflusst.

Verursacht wird sie durch zusätzliche äußere Einwirkungen oder verschlechterte innere Bedingungen.

Krankheiten können chronisch verlaufen oder mit Schädigungen (Pathos) einhergehen. Krankheiten können unmittelbar oder über einen chronischen Verlauf zum Tod führen. Menschen können von Krankheiten genesen (Gesundheit) oder nach einer Genesung wieder erkranken (Rezidiv), (s. **Abb. 2-2**).

> Der Krankheitsverlauf wird beim Menschen entscheidend von seinem Bewusstsein (Krankheitserleben und Krankheitseinsicht) mitbestimmt.

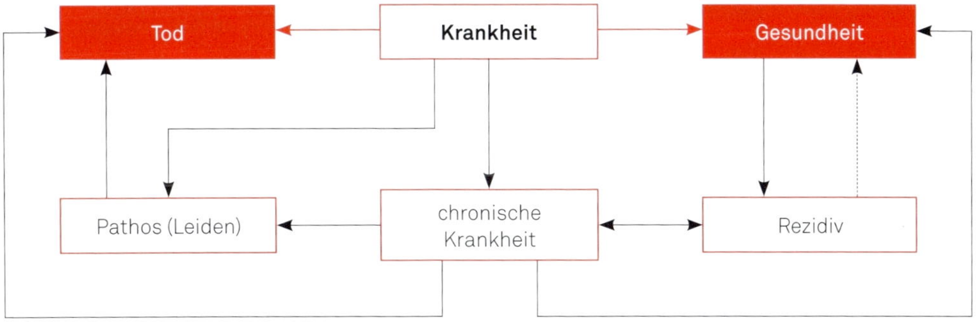

Abbildung 2-2: Verlauf, Folgen und Ausgänge einer Krankheit. Quelle: Meyer, 2014, S. 22.

Diese Tatsache schließt ein, dass jeder Bürger eine entscheidende persönliche Verantwortung für den Erhalt und die Stabilisierung sowie die schnelle Wiederherstellung seiner Gesundheit hat.

2.7 Ausgang und Folgen einer Krankheit

Lernkontrolle

1. Worin bestehen das Gemeinsame und die Unterschiede zwischen Gesundheit und Krankheit?
2. Welcher Unterschied besteht zwischen der Ätiologie und der Pathogenese einer Krankheit?
3. Welche subjektiven und objektiven Krankheitssymptome können Sie am Patienten beobachten?
4. Erläutern Sie den Zusammenhang zwischen dem Rekonvaleszenzstadium einer Krankheit und der Disposition einer Krankheit.
5. Wodurch unterscheiden sich Konstitution und Disposition?
6. Was kann aus einer Krankheit werden?
7. Was ist der Unterschied zwischen Symptom und Syndrom?
8. Unter welcher Voraussetzung kann eine Krankheit entstehen?
9. Erklären Sie an einem Beispiel, welche Rolle gesellschaftliche Faktoren bei der Krankheitsentstehung spielen.
10. Zeigen Sie Ernährungsgewohnheiten auf, die bei der Entstehung von Krankheiten wesentlich sein können.

3 Pathologie der Zelle

3.1 Einleitende Bemerkungen

Seit Rudolf Virchow (1821–1902) wird anerkannt, dass in der Zelle als kleinste organisierte Einheit des lebenden Organismus die entscheidenden Vorgänge bei der Entstehung einer Krankheit ablaufen.

Wesentliche Kenntnisse über Bestandteile und Funktion der Zelle wurden und werden durch morphologische und morphometrische Methoden erbracht.

Die Zelle ist ein biokybernetisches System, das in der Lage ist, äußere Störungen auszugleichen. Das bedeutet, dass sie sich veränderten äußeren Einflüssen anpassen und dadurch ihr strukturelles und funktionelles System in gewissen Grenzen stabil halten kann. Diesen Vorgang bezeichnet man als **Adaptation**.

Wird eine Störung durch andere Regelsysteme ausgeglichen, ohne dass die Zelle sich verändert, besteht eine **Kompensation**.

Zu den wesentlichen Bestandteilen der Zelle gehören (s. **Abb. 3-1**):

- Zellkern (Nucleus) mit Karyoplasma, Nucleolus, Kernmembran und den Chromosomen mit der Doppelhelixstruktur der DNA
- endoplasmatisches Retikulum in granulärer und agranulärer Form sowie die Polysomen
- Golgi-Komplex
- Mitochondrien
- Lysosomen
- Microbodys
- Freie Ribosomen
- Grundplasma (Hyaloplasma)
- Plasmamembran (Zellmembran).

Trotz umfangreichen Wissens über Details der Zellbestandteile sind die Beziehungen der Strukturelemente der Zelle untereinander und insbesondere ihre Bewertung noch Gegenstand intensiver Forschung (**Genomik und Proteinomik**). Die Aktivität der Gene in der Zelle unterliegt verschiedenen Steuerungsmechanismen. Diese Steuerungen (z. B. Gene an- und abschalten) werden unter dem Begriff **Epigenetik** zusammengefasst. Erst die Erforschung der Vorgänge der Epigenetik – man geht heute davon aus, dass die Umwelt auf diese Art und Weise auf die Gene im Zellkern einwirkt – ermöglicht es, das Leben zu charakterisieren bzw. zu verstehen.

Einzelne Zellbestandteile weisen spezielle pathologische Veränderungen auf, die mit und/oder ohne Folgen für die Funktion bzw. die Struktur der gesamten Zelle sein können.

3.2 Störungen der Zellteilung (Mitosestörungen)

Bei der normalen Zellteilung (Mitose) kommt es zur Synthese von DNA (Verdopplung des Chromosomensatzes) und somit zur Weitergabe der genetischen Information an die neugebildete Zelle.

Störungen der Zellteilung betreffen nur Zellen, die nach abgeschlossener Entwicklung noch die Fähigkeit zur Teilung besitzen. Es han-

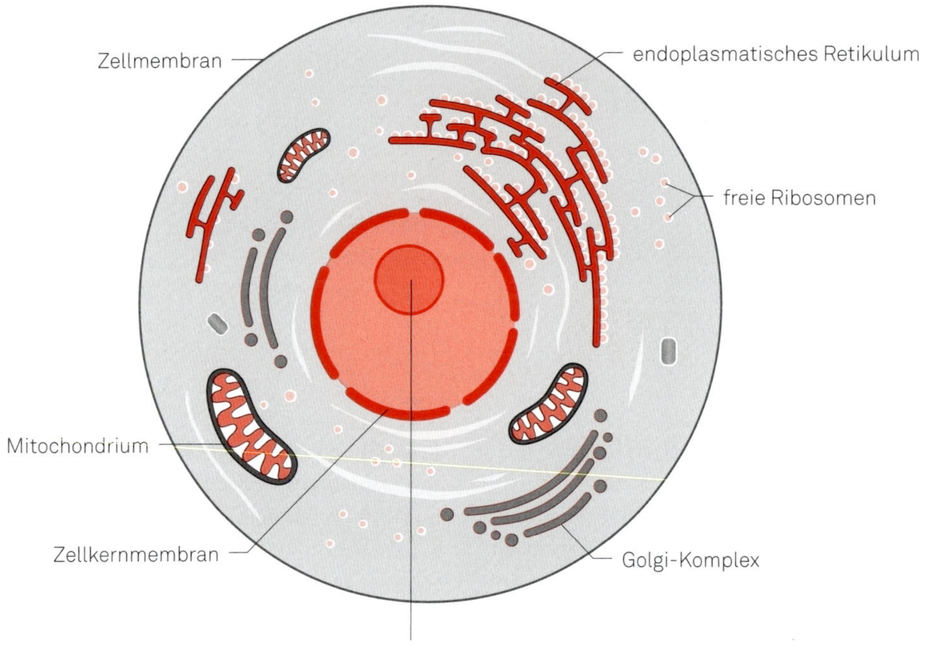

Abbildung 3-1: Morphologische Bestandteile einer Zelle. Quelle: Meyer, 2014, S. 26. Grafik: A. Kramer.

delt sich dabei um Zellen mit intermitotischem bzw. reversiblem postmitotischen Wachstum (s. **Abb. 3-2**).

Störungen der Mitose:

- Dreiteilung des Zentrosoms zu Beginn der Prophase führt zur Ausbildung von drei Spindeln mit entsprechender Chromosomenanordnung in Form eines dreifachen Sterns (Triaster) zwischen den Spindeln.
- Ausbleiben der Kernmembranauflösung am Ende der Prophase führt durch die vorangegangene DNA-Synthese zur Verdopplung oder - bei weiteren gleichartig gestörten Teilungsschritten - zur Vervielfachung (Polyploidie) des Chromosomensatzes (Endomitose). Dadurch entstehen Zellen mit vergrößertem Kern, d. h. Riesenkernzellen infolge der Massenzunahme des Zellkernes und dadurch veränderter Kern-Plasma-Relation.
- Störungen bei der Entstehung und Anordnung der Äquatorialplatte in der Metaphase:
  - Verklumpung der Chromosomen
  - Verlagerung der Metaphasenplatten aus der Äquatorialebene
  - ungleichmäßige Verteilung der Chromosomen in der Äquatorialebene sowie ihre Überlagerung und Verklebung untereinander
  - fehlende regelrechte Verteilung der Chromosomen in der Anaphase, Auftreten von Chromosomenstücken (**Fragmentation**)
  - Ausbleiben der Plasmaeinschnürung in der Telophase - wie bei der Amitose - führt zu mehrkernigen Riesenzellen, besonders bei malignen Geschwülsten (Anaplasie).

3.3 Störungen des Zellstoffwechsels

Die biologische Oxidation stellt die notwendige Energie bereit, um Struktur und Funktion der Zelle zu erhalten, was eine ausreichende Zufuhr aller erforderlichen Nährstoffe einerseits und das Zusammenspiel aller regelrecht

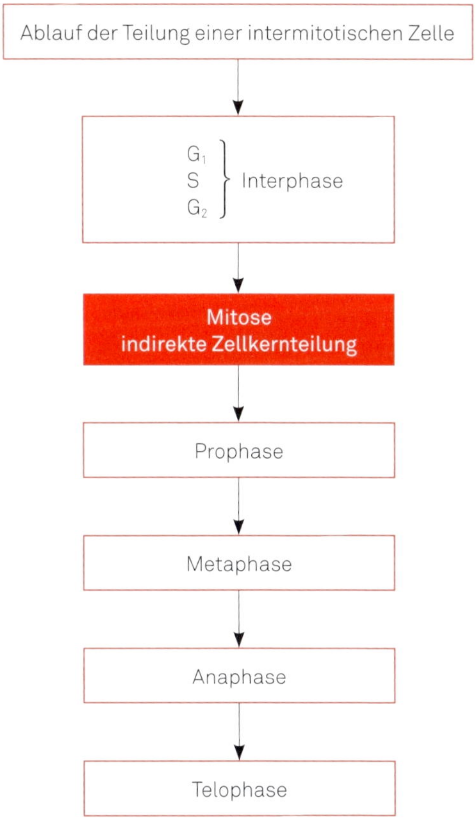

Abbildung 3-2: Normale Mitose. Quelle: Meyer, 2014, S. 26.

funktionierenden Zellbestandteile verlangt. Störungen der Zufuhr und/oder der Verarbeitung können deshalb unterschiedliche pathologische Veränderungen (funktionelle und strukturelle) der Zelle und/oder ihrer Bestandteile nach sich ziehen.

3.3.1 Atrophie

> Unter Atrophie versteht man eine reversible Verkleinerung von Zellen/Organen mit normaler Entwicklung in Folge von Stoffwechselstörungen.

Demgegenüber bezeichnet man eine angeborene Kleinheit von Organen als **Hypoplasie.** Es ist nicht in jedem Fall möglich, zu kleine Organe der Atrophie oder der Hypoplasie zuzuordnen.

Einteilung nach der Ursache

- **Exogene oder passive Atrophie**
  Hierbei erhalten normal funktionierende Zellen zu wenig Nährstoffe, z. B. bei:
  - Hunger
  - relativer Ischämie (s. a. Kap. 4.2.2.).
- **Endogene oder aktive Atrophie**
  Hierbei ist die Zelle nicht in der Lage, ein normales Nährstoffangebot zu verarbeiten, z. B. bei:
  - Inaktivität eines Organs
  - Altersveränderungen der Zelle.

Einteilung nach dem morphologischen Bild

Stärke und Dauer der Atrophie sowie die Empfindlichkeit des betreffenden Organs bestimmen das morphologische Bild (s. **Abb. 3-3**) sowie die damit verbundene Funktionsminderung. Man unterscheidet:

- **einfache Atrophie:** Es kommt zur Verkleinerung der Zelle, ohne dass ihre typischen Struktureigenschaften verloren gehen.
- **entdifferenzierte Atrophie:** Die für die Zelle typischen Strukturelemente verschwinden; die Zelle weist einen einfacheren Bau auf.
- **degenerative Atrophie:** Schwere und Dauer der Atrophie führen zu gravierenden Strukturveränderungen und damit auch zum Zelltod.

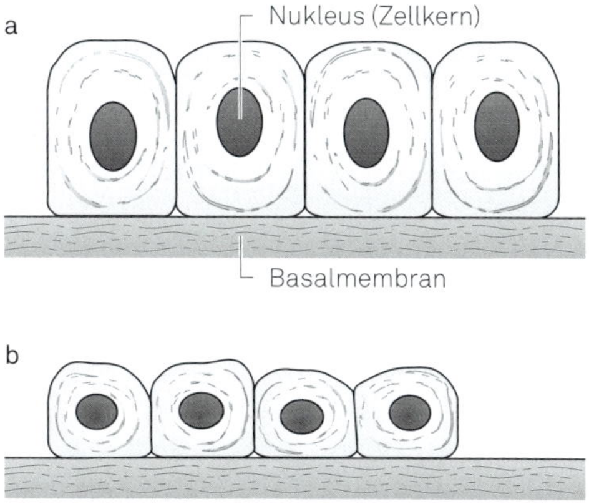

Abbildung 3-3: Normal große und atrophische Zellen: a) regelgerecht (große Zellen): b) verkleinerte (athropische) Zellen; Zellzahl gleich groß wie a; Zellgröße kleiner als a; Kerngröße kleiner als a. Quelle: Meyer, 2014, S. 27.

- **numerische Atrophie:** Beim Knochenmark und beim peripheren Blut ist die Atrophie durch eine Verminderung der Anzahl der Zellen gekennzeichnet.

3.3.2 Hypertrophie und Hyperplasie

Unter Hypertrophie versteht man eine reversible Vergrößerung von Zellen in Folge erhöhter Anforderungen an die Funktion der Zelle.

Unter Hyperplasie versteht man eine reversible Vermehrung von körpereigenen Zellen.

Hypertrophie und auch Hyperplasie sind nicht immer das Ergebnis pathologischer Vorgänge in der Zelle, sondern sind das Resultat der Anpassung (**Adaptation**) an veränderte Umweltbedingungen.

Hypertrophie und Hyperplasie stellen aber auch Formen des regulierten Wachstums dar (s. a. Kapitel 3.5.2).

3.3.3 Störungen des Stoffwechsels einzelner Nährstoffe

Während die Atrophie durch zu geringe Zufuhr oder unzureichende Verarbeitung aller Nährstoffe verursacht wird, können Störungen der Zelle auch durch Veränderung der Menge einzelner Nährstoffe hervorgerufen werden. Im Einzelnen betreffen solche Störungen den Stoffwechsel:

- des Wassers
- der Eiweiße
- der Fette
- der Kohlenhydrate.

Störungen des Stoffwechsels des Wassers
Störungen des Wasserstoffwechsels sind häufig an pathologische Veränderungen des Eiweißstoffwechsels gebunden. Hinzu kommt, dass Veränderungen des Elektrolythaushaltes den Stoffwechsel des Wassers beeinflussen.

Man unterscheidet:

- erhöhter Wasserverlust der Zelle (intrazelluläre Exsikkose)
- erhöhte Wassereinlagerung in die Zelle (**Zellödem**).

Ursachen:

- Sauerstoffmangel der Zelle (**Hypoxie**)
- toxische Zellschäden
- Störung des Eiweißstoffwechsels (Eiweißmangel)
- Störung des Elektrolythaushaltes.

Folgen:

- Schwellung der Mitochondrien und des endoplasmatischen Retikulums Zellödem
- Exsikkose des Organismus als Folge einer negativen Flüssigkeitsbilanz
- Atrophie
- Zelltod (**Nekrose**).

Störungen des Eiweißstoffwechsels
Eiweiße sind Grundbausteine des Lebens und haben deshalb einen sehr stabilen Stoffwechsel.

Ursachen:

- chronischer quantitativer Mangel (**Atrophie, Hunger**)
- chronische qualitative Fehlsynthese (Geschwulstentstehung, **Amyloid**).

Folgen: zumeist in letzter Konsequenz – Tod des Individuums.

Störungen des Fettstoffwechsels
Diese Störungen betreffen sowohl fettspeichernde Bindegewebszellen als auch somatische Zellen, die im Regelfall angebotenes Fett zu Energie (biologische Oxidation) umwandeln.

Ursachen:

- vermehrtes Angebot
- Störungen des intrazellulären Umsatzes bei normalem Angebot
- verminderter Gehalt an lipotropen Substanzen (Sauerstoff, Vitamine, Hormone).

Folgen:
- Vermehrter Fettgehalt bzw. Vermehrung der Anzahl fettspeichernder Zellen ® **Adipositas**
- Vermehrter Fettgehalt in organspezifischen Zellen ® **Verfettung**.

Störungen des Kohlenhydratstoffwechsels
Ursachen:
- genetische Ursachen
- inadäquate Lebensführung.

Folgen:
- **Hyperglykämie**
- **Hypoglykämie**
- **Diabetes mellitus.**

3.4 Zelltod, Apoptose und Nekrose

Bei nicht kompensierbaren Störungen der Struktur der Zelle kommt es zum Zelltod.

Es handelt sich dabei um ein örtliches Geschehen. Man unterscheidet zwischen dem programmierten, d.h. genetisch bedingten, Zelltod (Apoptose) und dem durch äußere Ursachen provozierten Zelltod (Nekrose).

Beim provozierten Zelltod wird durch eine äußere Störung die Existenz einer Zelle beendet.

> Der Zelltod ist charakterisiert durch die Unfähigkeit der Zelle, ihre normale Funktion und Struktur in normaler Umgebung bei normaler Regulation aufrechtzuerhalten.

> Apoptose ist das morphologische Äquivalent des programmierten Zelltodes und ein grundlegender Vorgang der Zellerneuerung.

> Nekrose ist das morphologische Äquivalent des provozierten Zell- und Gewebstodes.

Zwischen Zelltod und Nekrose besteht ein unterschiedlich langer Zeitraum, in dem durch intrazelluläre Umbauvorgänge der Zelltod sichtbar wird (**Nekrophanerose**).

3.4.1 Morphologisches Bild der Apoptose

Bei der Apoptose kommt es zu folgenden Veränderungen:
- Verklumpung des Chromatins entlang der durch Schrumpfung gefalteten Kernmembran
- Entstehung von **Apoptosekörperchen** aus zerstörten Zytoplasmabestandteilen.

3.4.2 Kennzeichen der Nekrose

Makroskopische Kennzeichen:
- Veränderungen der Farbe des betroffenen Gewebes (Eigenfarbe)
- Veränderungen der Konsistenz
- Demarkation des nekrotischen Bereichs

Mikroskopische Kennzeichen (s. **Abb. 3-4**):
- Umgebungsreaktionen (Hyperämie und Leukozytenansammlung). Die Umgebungsreaktion ist ein eindeutiges Kennzeichen einer Nekrose. Sie entsteht als Ergebnis der Abwehrreaktion des Organismus gegen das abgestorbene Zellmaterial und setzt sich aus entzündlichen Veränderungen sowie einer Steigerung der Durchblutung zusammen.
- Veränderungen am Zellkern (Karyolyse, Karyorrhexis, Kernpyknose).
- Veränderungen am Zytoplasma (Verlust spezifischer Strukturen).

3.4.3 Ursachen der Nekrose

Häufigste und wichtigste Ursache ist die **Ischämie**.

> Eine ischämisch bedingte Nekrose heißt Infarkt.

Andere Ursachen: Fast jede äußere Krankheitsursache kann eine Nekrose hervorrufen.

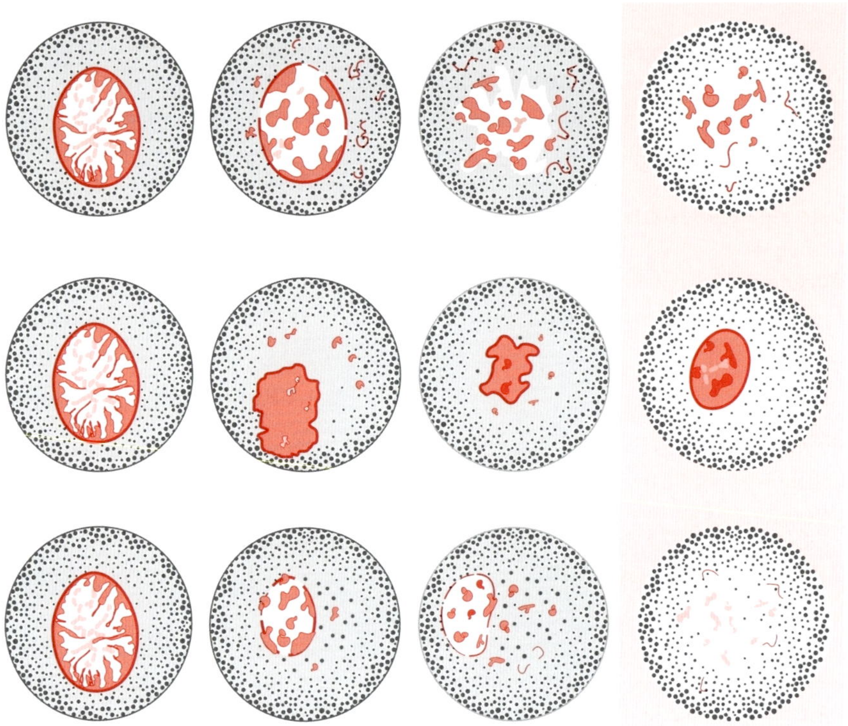

Abbildung 3-4: Histologische Kennzeichen der Nekrose (Zellveränderungen). Quelle: Meyer, 2014, S. 30.

3.4.4 Formen der Nekrose

Je nach der Struktur der betroffenen Zelle kommt es zur Koagulationsnekrose oder Kolliquationsnekrose.

Bei der **Koagulationsnekrose** tritt eine Verfestigung des abgestorbenen Materials auf. Sie ist durch eine Denaturierung der Eiweiße bedingt (z.B. Herzinfarkt).

Die **Kolliquationsnekrose** ist durch eine Erweichung gekennzeichnet. Infolge der Denaturierung werden die an Eiweiße gebundenen Lipoide freigesetzt und führen gemeinsam mit freigesetztem Wasser zu einer Verflüssigung des abgestorbenen Materials (z.B. Hirnerweichung).

Verkäsung. Diese Sonderform der Nekrose tritt nach einem besonders langsamen Ablauf der Nekrosevorgänge, z.B. bei Tuberkulose, auf.

3.4.5 Folgen und Komplikationen der Nekrose

Struktur der betroffenen Zellen und Gewebe sowie Dauer und Intensität der ursächlichen Faktoren bestimmen Qualität und Quantität der Folgen.

Eine Nekrose weniger intermitotischer Zellen führt meist zur vollständigen Wiederherstellung und Regeneration des ursprünglichen morphologischen Zustandes.

Eine massive Nekrose unter Beteiligung von postmitotischen Zellen bzw. von Zellen mit unterschiedlicher intermitotischer Potenz führt zur Entstehung von Ersatz- bzw. Narbengewebe (s. **Abb. 3-5**).

Komplikation: Infektion des nekrotischen Bezirks (Gangrän).

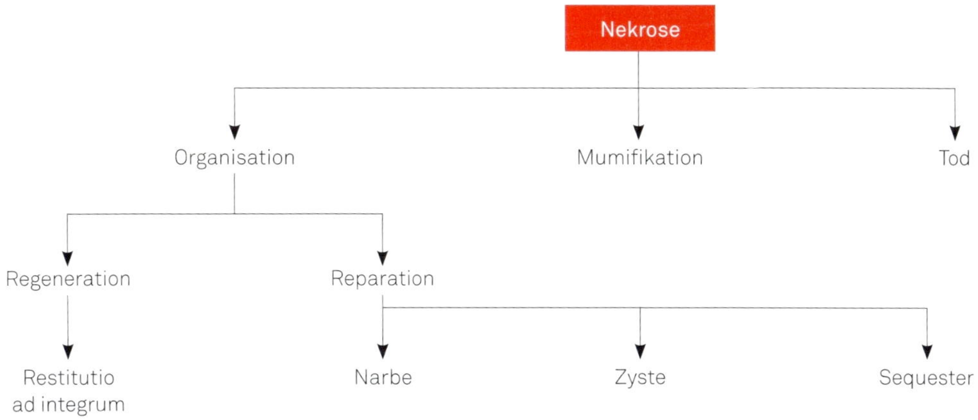

Abbildung 3-5: Folgen der Nekrose. Quelle: Meyer, 2014, S. 31.

Lernkontrolle

1. Wie entstehen mehrkernige Riesenzellen?
2. Worin unterscheiden sich Mitose und Endomitose?
3. Warum kommt es nach langer Ruhigstellung einer Extremität zur Atrophie?
4. Worin unterscheiden sich aktive und passive Atrophie?
5. Erläutern Sie den Unterschied zwischen Koagulations- und Kolliquationsnekrose.
6. Was ist die häufigste Ursache einer Nekrose?
7. Nennen Sie wesentliche Folgen einer Nekrose?
8. Wodurch unterscheidet sich die zelluläre Verfettung von der Adipositas?
9. Was ist ein Dekubitalulkus?

3.5 Wachstum und seine Störungen

3.5.1 Wesen und Einteilung des Wachstums

Wachstum ist ein grundlegendes Merkmal der lebenden Materie.

Reguliertes biologisches Wachstum bedeutet Ausbildung und Aufrechterhaltung eines konstanten Formgebildes (z. B. Organismus, Organe oder Zelle).

- Wachstum ist regulierte Eiweißsynthese
- Wachstum ist identische Duplikation der DNA
- Wachstum erfolgt nur bis zu einem Grenzwert der Größe
- Wachstum wird durch die Bedürfnisse des Organismus bestimmt.

Man unterscheidet:

- pränatales Wachstum: Zunahme der Anzahl der Zellen durch Mitose
- postnatales Wachstum: Zunahme des Zellvolumens bei relativ konstanter Zellzahl.

Zellen mit intermitotischem Wachstum
Die Zellen des Hautepithels, der Schleimhaut des Magen-Darm-Traktes, des hämopoetischen Systems und die Fibroblasten behalten während des ganzen Lebens ihre Teilungsfähigkeit.

Zellen mit reversiblem postmitotischem Wachstum
Die Zellen der Leber und der Niere erlangen unter bestimmten Bedingungen (z. B. nach Gewebsverlust und Entzündungen) ihre Teilungsfähigkeit wieder.

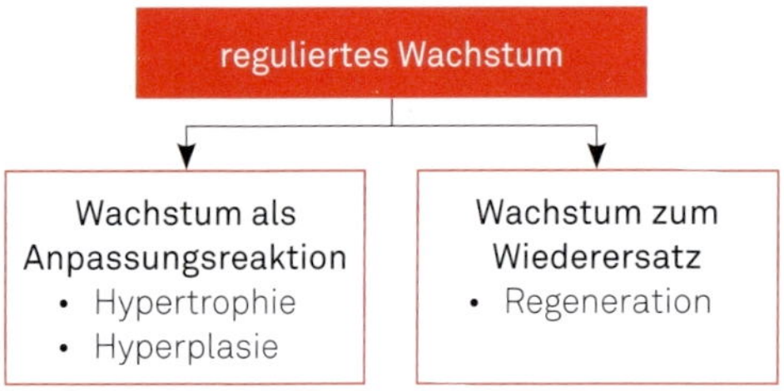

Abbildung 3-6: Formen des regulierten Wachstums. Quelle: Meyer, 2014, S. 32.

Zellen mit fixiertem postmitotischem Wachstum

Die Zellen der Herzmuskulatur, der Skelettmuskulatur und des Nervensystems (Ganglienzellen mit Nervenfaser) sind im Prinzip und bei regulären Bedingungen nicht mehr zur Teilung fähig, das heißt, sie sind endgültig differenziert. Defekte werden durch unspezifisches Bindegewebe ausgefüllt. Auf Grund moderner Erkenntnisse muss man gegenwärtig die Richtigkeit dieses Dogmas relativieren.

Beim Wachstum unterscheidet man zwischen **reguliertem** und **unreguliertem Wachstum** (s. **Abb. 3-6**). Unreguliertes Wachstum führt zu Geschwülsten (**Neoplasie**).

3.5.2 Wachstum als Anpassungsreaktion

Hypertrophie und Hyperplasie sind das Ergebnis einer erhöhten Zellleistung.

3.5.2.1 Hypertrophie

> Hypertrophie ist eine reversible Vergrößerung einzelner Zellen auf Grund erhöhter Anforderung an die Funktion der Zelle und dadurch bedingter Volumenzunahme des Organs.

Ursachen:

- Anpassung an physiologische und pathologische Belastungen
- Vergrößerung der Muskelzelle durch Zunahme der Anzahl der Mitochondrien und Myofibrillen.

Beispiele:

- Herzhypertrophie nach körperlichem Training (Leistungssport):
  - bei Herzklappenfehlern
  - bei Hypertonie
- Nierenhypertrophie nach einseitiger Nephrektomie
- Muskelhypertrophie bei Leistungssportlern.

3.5.2.2 Hyperplasie

> Hyperplasie ist eine reversible Vermehrung der Anzahl von einzelnen Zellen und dadurch bedingter Volumenzunahme des Organs.

Ursachen:

- Anpassung an physiologische und pathologische Belastungen durch Einsetzen der Zellteilung in den dazu befähigten Zellen.

Beispiele:

- Schilddrüsenhyperplasie – Absinken des Jodspiegels
- Leberzellregeneration nach partieller Hepatektomie.

Hypertrophie und Hyperplasie (s. **Abb. 3-7** und **3-8**, S. 33) führen zur Vergrößerung von Organen. Im Ergebnis ist nicht mehr klar trennbar, welcher der beiden Vorgänge für das Resultat verantwortlich ist.

3.5.3 Wachstum zum Wiederersatz – Regeneration

Im Organismus gehen fortlaufend Zellen verloren, z. B. durch „Abschuppung" der oberflächlichen verhornten Zellen der Epidermis oder durch Abstoßung von Epithelzellen von Schleimhäuten (z. B. Magen-Darm-Trakt).

> Regeneration ist die Fähigkeit des Organismus, verloren gegangene, entfernte, abgestorbene oder funktionsuntüchtige Körpersubstanz zu ersetzen. (s. **Abb. 3-9**)

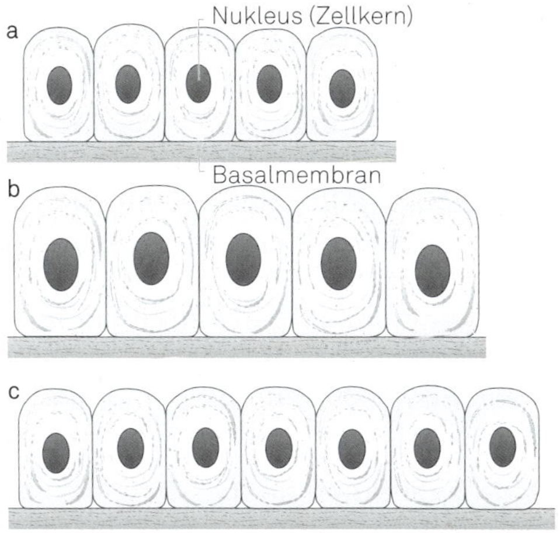

Abbildung 3-7: Normale (a), hypertrophierte (b) und hyperplastische (c) Zellen. Quelle: Meyer, 2014, S. 33.

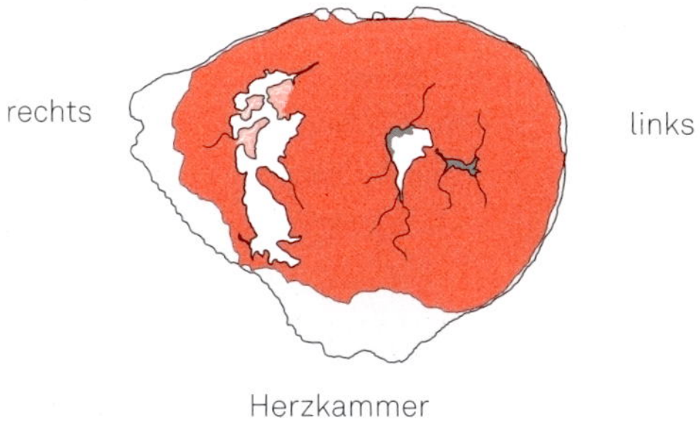

Abbildung 3-8: Hypertrophie des Myokards beider Herzkammern (Querschnitt). Quelle: Meyer, 2014, S. 33.

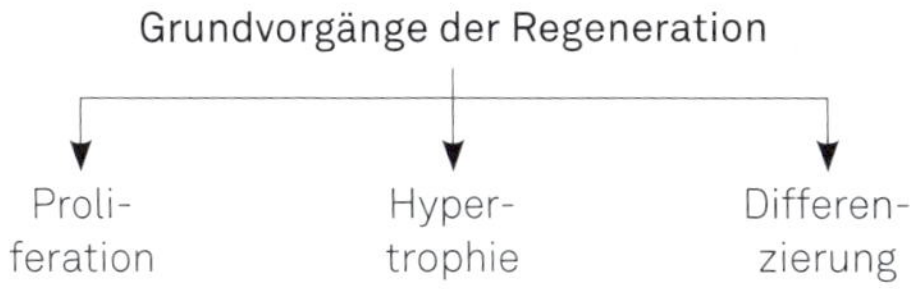

Abbildung 3-9: Grundvorgänge der Regeneration. Quelle: Meyer, 2014, S. 33.

Die Regeneration wird durch folgende Faktoren bestimmt:

- strukturelle Qualität der betroffenen Zellen im Bereich des Defektes
- Größe des Defekts
- Blutversorgung
- Ernährungszustand des gesamten Organismus
- Alter
- Biorhythmus.

3.5.3.1 Physiologische Regeneration

Physiologische Regeneration ist der Ersatz von Körpersubstanz nach physiologischem Zellverschleiß.

Beispiele:

- Uterusschleimhaut: periodischer Neuaufbau
- Epidermis: Im Stratum basale der Haut (Indifferenzzone) läuft ein bivalenter Teilungsmechanismus ab und führt zur Bildung von post- und intermitotischen Zellen. Die postmitotischen Zellen sind durch Differenzierung zur Bildung von Keratin befähigt.
- Darmepithel: Die Regeneration geht von den Indifferenzzonen in den Darmkrypten aus. Die postmitotischen Zellen wandern zur Zottenspitze und werden dort nach kurzer Zeit abgestoßen.
- Knochenmark: Regelmäßige und an die Bedürfnisse angepasste Neubildung von Blutzellen.

3.5.3.2 Reparative Regeneration

Reparative Regeneration ist der Ersatz von Körpersubstanzen nach pathologischen Gewebs- und Zellverlusten.

- Diese Form von Regeneration ist für die typische Wiederherstellung normaler Organstrukturen und -funktionen nach pathogener Einwirkung und damit auch für die Therapie von Bedeutung, z. B. bei der Wundheilung.
- Sowohl die völlige Wiederherstellung des früheren Zustands (restitutio ad integrum) als auch die Ausbildung von Ersatzgewebe (Narbengewebe) sind möglich.

- Bei einem oberflächlichen Schleimhautdefekt (Erosion) bildet sich zunächst undifferenziertes Epithel über dem Defekt aus, später entstehen daraus differenzierte Drüsenstrukturen. Bei einem tiefen Schleimhautdefekt (Ulkus) entsteht ein Granulationsgewebe, das sich zur Narbe umbildet.

3.5.3.3 Pathologische Regeneration

> Pathologische Regeneration ist der Gewebsersatz bei gestörter Proliferationskinetik.

Eine pathologische Regeneration führt zu zellulären Atypien, das heißt, der Gewebsersatz ist weder mit den ursprünglichen Zellen noch mit den Zellen eines reparativen Gewebsersatzes identisch. Die Regulation des Wachstums zum Ersatz ist gestört.

Beispiele:

- Plattenepithelmetaplasie im Bronchus, z.B. bei chronischer Bronchitis
- chronisches Magenulkus
- Polypen des Magen-Darm-Traktes
- Umbaugastritis
- Colitis ulcerosa.

3.5.4 Geschwülste (Tumore, Gewächse)

Andere Bezeichnungen für Geschwülste sind **Tumoren** und **Krebs**. Weiterhin sind auch die Begriffe wie echte Neubildung, **Karzinom**, **Neoplasma** und **Gewächs** bekannt. Onkologie (griech.) ist die Lehre von den Geschwülsten.

> Geschwülste sind örtliche, irreversible und autonome Wachstumsexzesse körpereigener Zellen, die sich zum Organismus parasitär verhalten.

- Geschwülste entstehen aus körpereigenen Zellen, aber nicht jede Zelle ist zur Onkogenese fähig.
- Geschwulstzellen können nicht vom Organismus gesteuert werden (autonom), sie befinden sich außerhalb der **normalen** zellulären und humoralen Regulations- und Steuerungsvorgänge des Organismus.
- **Eine Geschwulst ist regulationstaub!**
- Irreversibilität der Geschwulst bedeutet, dass es keine spontane Rückbildungsfähigkeit gibt, auch nicht nach Wegfall des ursächlichen Reizes.
- Eine Geschwulst entwickelt sich auf Kosten des Gesamtorganismus, sie verhält sich parasitär.

Die Kennzeichnung der Geschwulst erfolgt durch Anhängen der Silbe **„-om"** an den Namen des Ausgangsgewebes, z.B. Geschwulst des:

- Muskelgewebes – Myom
- Bindegewebes – Fibrom
- Fettgewebes – Lipom
- Knorpelgewebes – Chondrom
- Knochengewebes – Osteom
- Blutgefäßes – Angiom.

Bösartige Geschwülste werden als **Karzinome** (griech. „karzino" = Krebs) und **Sarkome** (griech. „sarx" = Fleisch) bezeichnet.

Das Karzinom geht von epithelialen (Plattenepithel, Drüsenepithel), das Sarkom hingegen von mesenchymalen (Bindegewebe, Muskel- und Knochengewebe) Geweben aus.

> Krebs ist historisch eine sehr alte Krankheit (ca. 150 Mill. Jahre alt). Hippokrates und Galen haben verschiedene Krebsarten ausführlich beschrieben.

3.5.4.1 Morphologie der Geschwülste

Geschwülste lassen sich nach verschiedenen Kriterien einteilen:

- nach dem histogenetischen Ursprungsgewebe
- nach der Dignität (klinisches Verhalten).

Nach der Dignität unterscheidet man benigne (gutartige) von malignen (bösartigen) Geschwülsten.

Für die Beurteilung des biologischen, vor allem aber des klinischen Verhaltens einer Geschwulst, auch Dignität genannt, werden morphologische Kriterien herangezogen (**Kriterien der Malignität**).

Die **Kriterien der Malignität** beinhalten die:

- Veränderungen der Tumorzellen
- Beziehung des Tumors zur unmittelbaren Nachbarschaft
- Beziehung des Tumors zum Gesamtorganismus.

Im Einzelnen handelt es sich um:

Anaplasie (Umbildung)

Unter Anaplasie versteht man die bei der Geschwulstentstehung auftretenden morphologischen und funktionellen Abweichungen vom Normalgewebe. Sie sind umso stärker, je weniger die Geschwulst dem Ausgangsgewebe ähnlich ist. Diese Abweichungen offenbaren sich morphologisch in strukturellen Unterschieden, die diagnostisch ausnutzbar sind:

- Polymorphie (Variabilität in Zell- und Kerngröße und Form)
- Polyploidie (erhöhter DNA-Gehalt, der ein Mehrfaches des normalen Chromosomensatzes betragen kann)
- Verschiebung der Kern-Plasma-Relation zu Gunsten des Kernes
- Hyperchromasie (stärker anfärbbares Chromatin)
- Basophilie des Zytoplasmas (Vermehrung des zytoplasmatischen RNA-Gehaltes).

> Je stärker die Anaplasie, desto bösartiger die Geschwulst.

Wachstumsgeschwindigkeit

Anzahl normaler Mitosen nimmt zu, gehäuftes Auftreten von pathologischen Mitosen.

Auftreten von Nekrosen

Durch die exzessiven Zellvermehrungen, mit denen die Blutversorgung nicht Schritt halten kann, kommt es im Zentrum von Geschwülsten zu Nekrosen. Dadurch senkt sich die Oberfläche eines Geschwulstknotens, und es entsteht der „Krebsnabel".

Infiltrierendes Wachstum

Die Geschwulstzellen dringen auf Grund ihres Proliferations- und Migrationsvermögens in Form von Zapfen und Strängen in die gesunde Umgebung ein und zwar ohne Rücksicht auf Zell- und Organgrenzen, wobei es auch zum Einbruch in Blut- und Lymphgefäße kommen kann. Diese Tatsache erschwert bei der chirurgischen Therapie die Grenzziehung zwischen gesund und tumorös.

Destruierendes Wachstum

Mit der Infiltration der Geschwulstzellen kommt es zu einer Zerstörung des gesunden Nachbargewebes.

Sie kann bedingt sein durch:

- von der Geschwulst ausgehende enzymatische Wirkung (z. B. Hyaluronidase)
- eine Druckatrophie
- einen Gefäßeinbruch mit Störung oder Unterbrechung der Blutversorgung (Ischämie) (s. **Abb. 3-10**).

Stromareaktion

In der Umgebung maligner Geschwülste ist eine lymphozytäre Infiltration zu beobachten. Sie ist das Ergebnis immunologischer Reaktionen des Organismus gegen die Geschwulst.

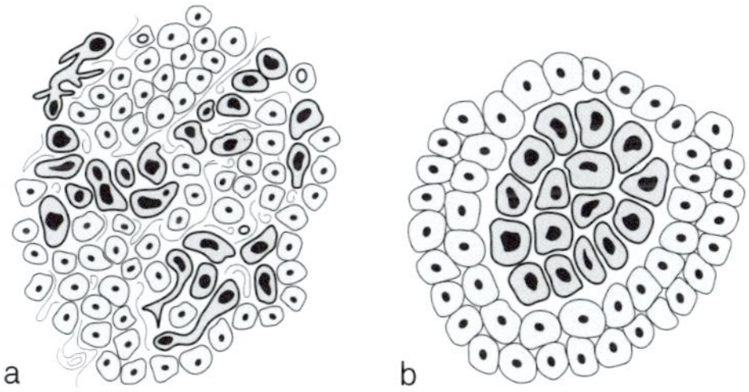

Abbildung 3-10: Infiltrierendes (a) und expansives (b) Wachstum. Quelle: Meyer, 2014, S. 36.

Rezidivneigung

Eng verbunden mit der Eigenschaft, infiltrierend zu wachsen, ist die erhöhte Neigung zur Bildung von Rezidiven nach operativer oder strahlentherapeutischer, offenbar vollständiger Entfernung der Geschwulst.

Metastasierung

Unter Metastasierung versteht man die Entwicklung von Tochtergeschwülsten nach Verschleppung von Zellen der Primärgeschwulst an eine andere Stelle im Organismus.

Die Metastasierung erfolgt prinzipiell in drei Phasen:

1. Einbruch bzw. Einwachsen der Geschwulst in ein Lymph- oder Blutgefäß.
2. Ablösung dieser eingebrochenen Geschwulstzellen und Verschleppung, wobei die meisten Zellen zerstört werden.
3. Anhaften von Geschwulstzellen an der Blut- oder Lymphgefäßwand und, bei Vorliegen optimaler Milieubedingungen, destruierende Infiltration – Ausbildung einer Tochtergeschwulst.

Wege der Metastasierung

Lymphogene Metastasierung

Sie ist die häufigste Form und geht wahrscheinlich jeder hämatogenen Metastasierung voraus. Die mit dem Lymphstrom an die Lymphknoten transportierten Geschwulstzellen überwinden die strukturbedingte Sperre (anatomisches Filter) des Lymphknotens durch:

- Toxinwirkung und/oder
- Zerstörung der Struktur des Lymphknotens.

Dadurch ist eine weitere Verschleppung möglich, die dann über den Ductus thoracicus (Milchbrustgang) zur hämatogenen Metastasierung führt.

Die Entfernung der regionalen Lymphknoten bei Geschwulstoperationen ist notwendig, um eine Metastasierung auf diesem Weg zu verhindern.

Hämatogene Metastasierung

Die Geschwulstzellen werden mit dem Blutstrom transportiert. Nach dem Sitz der Primärgeschwulst und dem Verlauf der abführenden Venen unterscheidet man folgende Metastasierungstypen (s. **Abb. 3-11**).

Liquorgene Metastasierung

Sie erfolgt bei Hirngeschwülsten über den Liquorweg in das Rückenmark.
Beispiel:
Von einer Geschwulst des Gehirns (z.B. Glioblastom) ausgehende Metastasierung im Rückenmark.

Intrakanalikuläre Metastasierung

Verschleppung von Geschwulstzellen in anatomische Kanal- und Hohlraumsysteme nach Einbruch der Primärgeschwulst in dieselben.
Beispiele:

- Pleurametastasierung bei in die Pleurahöhle eingewachsenem Bronchialkarzinom
- Karzinommetastasen in der Wand der Trachea und im Stimmband bei Bronchialkarzinom.

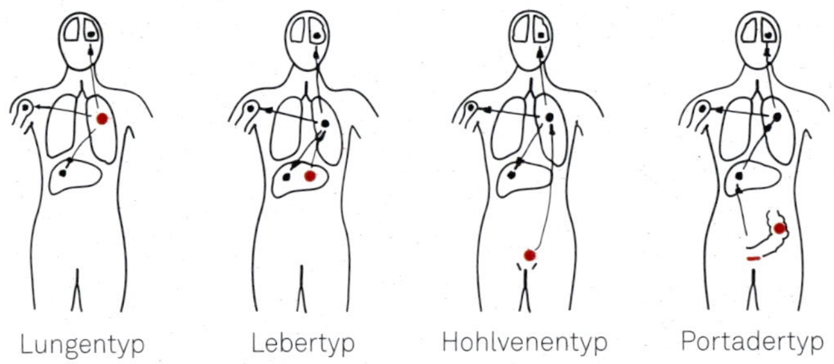

Abbildung 3-11: Wege der hämatogenen Metastasierung (•) maligner Primärtumor (•) Metastasen. Quelle: Meyer, 2014, S. 37.

Sonderformen:
- Oberlippe – Unterlippe
- Magenvorderwand – Magenhinterwand.

Trotz bekannter Wege der Verschleppung von Geschwulstzellen gibt es keine für einen Tumor typische Metastasierung. Aus der klinischen Praxis ist aber bekannt, dass bestimmte bösartige Geschwülste bei der Metastasierung einzelne Organe bevorzugen.

Folgende Karzinome weisen oft Metastasen im Knochensystem, insbesondere in der Wirbelsäule, auf:
- Prostatakarzinom
- Mammakarzinom
- Bronchialkarzinom.

Aus dem Sitz der Metastasen sind deshalb Rückschlüsse auf die Lokalisation des Primärtumors möglich.

Allgemeinwirkung
Karzinome und Sarkome können zu **Kachexie** und **Anämie** führen. Ursächlich für die Kachexie können mechanische Behinderung der Nahrungsaufnahme bei entsprechender Lokalisation der Geschwulst, die Wirkung der sog. Krebstoxine und – allgemein – das parasitäre Verhalten der bösartigenTumors sein.

Die Anämie ist u. a. eine Folge von Knochenmetastasen und den sich daraus ergebenden Veränderungen des blutbildenden Knochenmarks, der toxischen Wirkung auf das Knochenmark und häufig auftretenden Arrosionsblutungen.

Bei Anwendung der Kriterien der Malignität müssen folgende Tatsachen besonders beachtet werden:
- Die Diagnose „maligne" oder „benigne" ist nur aus der Summe der Bewertung aller Kriterien möglich, da es kein krebsspezifisches morphologisches Kennzeichen gibt.
- Anaplasie sowie infiltrierendes und destruierendes Wachstum sind charakteristische zelluläre Befunde, welche die Diagnose „Neoplasie" mit großer Wahrscheinlichkeit erlauben.
- Bei Vorhandensein von Metastasen ist diese Diagnose gesichert.

3.5.4.2 Einteilung der Geschwülste
(s. Tab. 13-4, S. 100)

Sie kann nach verschiedenen Gesichtspunkten vorgenommen werden. Die folgende Einteilung beruht auf der Klassifizierung nach der Dignität des Tumors und nach histogenetischen Gesichtspunkten.

Die Einteilung nach der Dignität hat sich vor allem für die ärztliche Therapie bewährt.

Histogenetisch wird zwischen epithelialen und mesenchymalen Tumoren unterschieden; hinzu kommt noch die kleine Gruppe von Tumoren, die sich aus Keimzellen und embryonalem Gewebe entwickeln.

Einteilung nach der Dignität
Geschwülste können in benigne (gutartig(e) und maligne (bösartige) Tumore unterschieden werden (s. **Tab. 3-1**).

Benigne Geschwülste
Ihre Behandlung führt fast immer zur Heilung. Die Diagnose benigne bzw. gutartig ist aber nicht gleichzusetzen mit ungefährlich, da solche Geschwülste durch besondere Lokalisation und/oder Funktion Komplikationen und sogar den Tod des Patienten herbeiführen können. So kann eine gutartige Geschwulst der weichen Hirnhäute (Meningeom) durch Kompression des Gehirns zum Atemstillstand führen.

Weitere Beispiele:
- Kehlkopfpapillom – Ersticken
- Inselzellenadenom (Pankreas) – hypoglykämischer Schock infolge Insulinüberproduktion

Tabelle 3-1: Unterschiede zwischen maligner und benigner Geschwulst. Quelle: Meyer, 2014, S. 38.

Kriterium	Maligner (bösartiger) Tumor	Benigner (gutartiger) Tumor
Begrenzung	unscharf, da infiltrierendes Wachstum	scharf, da expansives Wachstum
Gefäßinfiltration	ja	nein
Metastasierung	ja	nein
Wachstum	schnell	langsam

- Phäochromozytom (Tumor überwiegend im Nebennierenmark) – Hypertonie infolge erhöhter Produktion von Noradrenalin.

Maligne Geschwülste
Bösartige Tumoren wachsen schnell und führen zu Metastasen, ohne Behandlung ist die Prognose meist infaust (aussichtslos).

Semimaligne Geschwülste
Es sind infiltrativ und auch destruktiv wachsende Geschwülste mit hochgradiger Rezidivneigung, jedoch ohne Metastasierung.

Beispiele:
- Basaliom der Haut
- Bronchusadenom
- Desmoidfibromatose (Desmoidtumor).

Geschwülste mit fraglicher Dignität
Bei diesen ist auf Grund der histologischen Kriterien nicht sicher zu entscheiden, wie sich die Geschwulst biologisch verhalten wird.

Beispiele:
- Chondrom der Oberschenkel- und Oberarmknochen
- Osteoklastom (Riesenzelltumor)
- Granulosazelltumor im Ovar.

Präkanzerosen
- Unter Präkanzerosen versteht man morphologische Veränderungen, die unter bestimmten Bedingungen zu Geschwülsten werden können, es aber nicht müssen.

Präkanzerosen sind:
- Colitis ulcerosa
- chronisch-atrophische Gastritis
- solare Keratose (sog. Landmann- oder Seemannshaut)
- Leukoplakie
- Papillome (Harnblase, Milchgänge).

3.5.4.3 Ursachen der Geschwülste

Die Entstehung einer Neoplasie ist ein mehrstufiger Prozess, der mit frühen morphologischen Veränderungen (**Dysplasie**) beginnt und mit dem Vollbild des Tumors endet.

Die Stufen der Tumorentstehung (Karzinogenese) werden in **Abbildung 3-12** veranschaulicht, wobei eine endogene oder exogene Noxe ein normale Zelle schädigt (Initiation). Kofaktoren fördern die Umwandlung der normalen Zelle in eine transformierte Tumorzelle (Transformation). Durch unkontrolliertes Wachstum und Vermehrung expandieren die Tumorzellen (klonale Expansion).

Bei 75 % aller menschlichen Krebserkrankungen sind Umweltfaktoren von wesentlicher Bedeutung. Qualität und Quantität der auf den Organismus einwirkenden kanzerogenen Reize sind außerordentlich verschieden. Ein sicherer Zusammenhang zwischen Ursache und Krebsentstehung wird heute für das Rauchen (Teerverbindungen, z. B. Benzpyren) und dem Lungen- bzw. Bronchialkarzinom angenommen.

Die unterschiedlichen Krebsursachen (Kanzerogene) scheinen nur über wenige moleku-

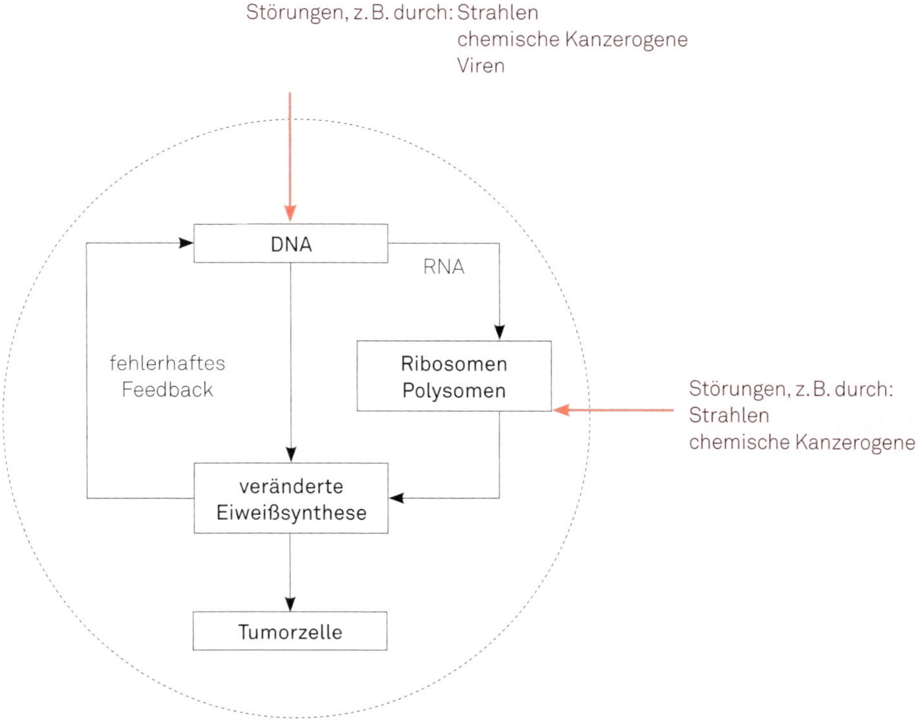

Abbildung 3-12: Stufen der Tumorentstehung (Karzinogenese). Quelle: Meyer, 2014, S. 41.

lare Mechanismen in der Zelle zu wirken. Im Vordergrund steht eine Alteration der DNA (Mutation). Diese hat zur Folge, dass aus der transformierten Zelle Tochterzellen mit genetischer Information entstehen, die nicht mehr der Regulation durch den Organismus unterliegen. Voraussetzung ist aber, dass der normalerweise bei einer Mutation einsetzende Reparaturmechanismus gestört ist und somit ausfällt.

Die durch verschiedene Ursachen bedingten genetischen Veränderungen verursachen folgende Reaktionsmuster.

Zum einen kommt es zu einer Aktivierung zellulärer **Regulatorgene** (sog. Protoonkogene) und zum anderen zur Inaktivierung bzw. zum Verlust von regulierenden Kontrollgenen (sog. **Tumorsuppressorgene**). Daraus resultiert der Verlust der Proliferationskontrolle, des Weiteren ein gestörter Ablauf von Differenzierungsprogrammen und damit die Ausbildung von malignen Tumorzellen.

In der genetischen und physiologischen Konstitution des Menschen besteht ständig die Möglichkeit einer Mutation und damit auch ein gewisses Krebsrisiko.

Die Ursachen werden in den nachfolgenden Gruppen zusammengefasst.

Exogene Ursachen

Physikalische Reize

Mechanische Reize können z.B. bei chronischen Pfeifenrauchern zum Unterlippenkrebs führen. Durch stärkere mechanische Belastung des Ösophagus im Bereich der anatomischen Engen, insbesondere bei schlecht gekauter Nahrung, kann ein Ösophaguskarzinom entstehen.

Röntgenstrahlen können z.B. bei entsprechender Strahlungsintensität und genügender

Dauer maligne Tumoren bedingen. Entsprechend Arbeitsschutzbestimmungen verhindern diese Art der Tumorentstehung weitestgehend.

Ionisierende Strahlen (Gamma-, Beta- und Alpha-Strahlen) können ebenfalls die Entwicklung von Tumoren auslösen. Der Atombombenabwurf über Hiroshima und Nagasaki hat bei der überlebenden Bevölkerung zu einem vermehrten Auftreten von bösartigen Tumoren geführt, das bis in die heutige Zeit anhält. Des Weiteren sind hier zu nennen der Schneeberger und Joachimstaler Lungenkrebs bei Bergarbeitern, die Radiumemanationen bei der Arbeit ausgesetzt waren.

UV-Strahlen besitzen eine mutagene Wirkung und führen bei genügend langer Einwirkung zu Hautveränderungen, die maligne entarten können (langanhaltende starke Sonnenexposition).

Chemische Faktoren

Gegenwärtig sind etwa 1500 chemische Substanzen mit kanzerogener Wirkung bekannt. Man unterscheidet:

- polyzyklische aromatische Kohlenwasserstoffe
- aromatische Amide und Amine
- Azofarbstoffe
- alkylierende Agenzien einschließlich N-Nitroso-Verbindungen
- 4-Nitrochiolin-N-oxid und entsprechende Derivate.

Chemische Kanzerogene werden im Körper umgewandelt und entfalten erst dann ihre malignisierende Wirkung. Sie beeinflussen einerseits das Wachstum, andererseits führt ihre Bindung an die DNA zur Veränderung genetischer Informationen.

Parasiten

Die kanzerogene Wirkung von Parasiten ist nach wie vor umstritten. So wird das Harnblasenkarzinom mit der Bilharziose (Schistosoma haematobium) und das Gallenblasenkarzinom mit dem großen Leberegel in Verbindung gebracht. Es ist aber auch möglich, dass diese Parasiten nur Viren übertragen.

Viren

Bei der Entstehung bösartiger Tumoren ist die Virusätiologie nicht mehr umstritten, eine endgültige Klärung ihres Wirkmechanismus steht jedoch noch aus. Man unterscheidet DNA-Viren (Humane Papillomaviren, Herpesviren, Epstein-Barr-Virus [EBV] und Hepatitis-B-Viren) von RNA-Viren (Retro-Viren). Mit einiger Sicherheit wird heute eine Virusgenese für das Mammakarzinom, das Portiokarzinom und das Burkitt-Lymphom angenommen.

An welchen Stellen exogene Faktoren die Tumorentstehung initiieren können, veranschaulicht **Abbildung 3-13**.

Endogene Ursachen

Im Organismus selbst sind Vorgänge bekannt, die Ursache einer neoplastischen Umwandlung der Zelle sein können. Damit sind jene Veränderungen gemeint, die mit dem Begriff des sog. malignen Fehlregenerats umschrieben werden. Beispiele:

- Magenulkus – Ulkuskarzinom
- Leberzirrhose – primäres Leberkarzinom
- Gallensteine – Cholezystitis – Gallenblasenkarzinom.

Die Vererbung stellt einen weiteren endogenen Faktor dar.

Bisher ist dazu Folgendes bekannt: Auf die Nachkommen tumorfreier Eltern kommen weniger Geschwulsterkrankungen auf als auf die Nachkommen von Vorfahren, die an Geschwülsten erkrankt waren (Krebsfamilien). Bei eineiigen Zwillingen stimmt häufig die Geschwulstorganlokalisation überein.

Beim Retinoblastom und bei der Polyposis intestini ist eine sichere Vererbung bekannt.

> Es wird jedoch nicht die Geschwulst direkt, sondern nur die Bereitschaft, daran zu erkranken, vererbt.

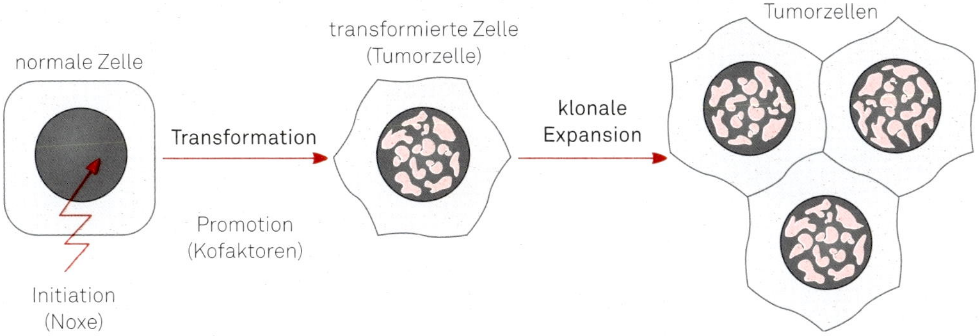

Abbildung 3-13: Entstehung einer Geschwulstneubildung (Tumorneoplasie). Quelle: Meyer, 2014, S. 39.

3.5.4.4 Epidemiologie der Geschwülste

Um Veränderungen der Häufigkeit einzelner bösartiger Tumoren einerseits und Zusammenhänge mit möglichen inneren und äußeren Ursachen andererseits zu erkennen, ist eine flächendeckende und vollständige Erfassung aller Neuerkrankungen und Todesfälle von bösartigen Tumoren in einer definierten Bevölkerungspopulation erforderlich (Krebsregister). In der Bundesrepublik Deutschland geschieht dies durch Tumorzentren und Krebsregister.

Aussagen zur Krebsmorbidität und -mortalität sowie zur Erkennung von Veränderungen sind Aufgaben von Krebsregistern. Dabei erheben die epidemiologischen Register Daten, die neben der Häufigkeit, der Geschlechts-, Alters- und Berufsbezogenheit auch Aussagen über ein verstärktes Auftreten von malignen Tumoren in bestimmten Regionen ermöglichen.

Die klinischen Krebsregister erfassen ebenfalls das Krebsgeschehen einer bestimmten Region, es handelt sich dabei aber um Daten des Krankheitsverlaufs (Diagnose, Therapie, Nachsorge), sie beinhalten auch Angaben zur Todesursache. Diese Daten gestatten u.a. Aussagen zur Qualität der onkologischen Versorgung.

Allgemein ist festzustellen, dass die Krebsmortalität sinkt, aber die Krebsinzidenz keinen Rückgang zeigt, eher eine Zunahme. Es kann sich dabei möglicherweise um eine direkte Folge der großen Anstrengungen bei der Früherkennung handeln.

Bei der Analyse der Ursachen einer möglichen Zunahme der Häufigkeit neoplastischer Erkrankungen sind folgende Faktoren zu beachten:

- Zunahme durch die erhöhte Lebenserwartung (demographischer Faktor)
- relative Zunahme durch effektivere Diagnostik (diagnostischer und präventiver Faktor)
- echte Zunahme als Folge des Anstiegs kanzerogener Noxen (z.B. Nahrungsmittelzusätze, Abgase, Genussmittel)
- Veränderung der Organmanifestation einzelner maligner Tumoren (topographischer Faktor); im Magen-Darmtrakt nehmen in Deutschland die Dickdarmkarzinome absolut zu, während es zu einer relativen Abnahme der Magenkarzinome kommt (s. **Abb. 3-14**).

In der Erkrankungshäufigkeit (Morbidität) nehmen neoplastische Erkrankungen den 15. Platz ein, in der Sterblichkeitsrate (Mortalität) dagegen den 2. Platz. Die durchschnittliche Krebstodesrate ist bei Männern höher als bei Frauen, wohingegen die Wahrscheinlichkeit, daran zu erkranken, gleich ist.

Neoplastische Neuerkrankungen
(Deutschland pro Jahr, RKI)

Σ	♂	♀
482 470	252 550	229 920

Todesfälle neoplastischer Erkrankungen
(Deutschland pro Jahr)

Σ	♂	♀
231 000	125 000	106 000

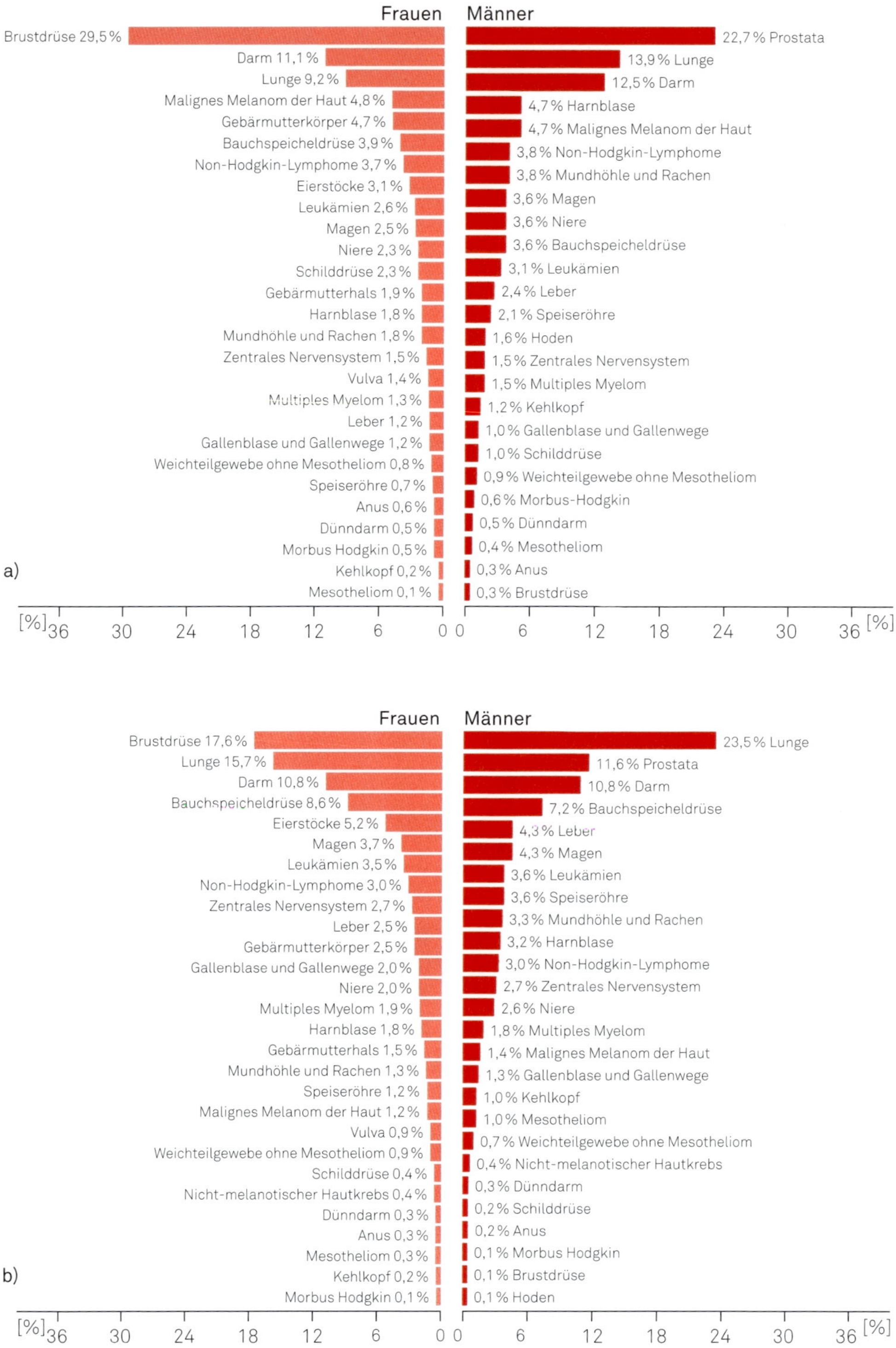

Abbildung 3-14: Verteilung der Karzinome (Neuerkrankungen (a) und Sterbefälle (b)) in Deutschland (%). Quelle: Krebs in Deutschland für 2015/2016, 12. Auflage, Robert Koch Institut (2014).

Krebs kann sich in jedem Alter entwickeln, jedoch steigt das Erkrankungsrisiko mit zunehmendem Lebensalter an. Die Unterschiede in der Erkrankungshäufigkeit auf internatonaler Ebene sind zum größten Teil Folge der unterschiedlichen Umweltbedingungen. Dabei sind von Bedeutung:

- Unterschiedliche Lebensgewohnheiten (Rauchgewohnheiten, Anzahl der Schwangerschaften, Länge der Stillperiode u.a.)
- verschiedene Essgewohnheiten (Alkohol, Zubereitung bestimmter Getränke aus Pflanzen).

Die enormen finanziellen Aufwendungen für die Krebsforschung haben zu einer deutlich verbesserten Lebenserwartung von Tumorpatienten geführt. Aus diesem Grund muss der Prävention (Verhinderung und Früherkennung) eine noch größere Bedeutung eingeräumt werden. So führt nach Angaben der WHO das Nichtrauchen und eine gesunde Ernährung (z.B. fünfmal am Tag Obst und Gemüse) sowie die Verhinderung von Infektionen durch Viren und andere Krankheitserreger (Helicobacter pylori) zu einer Verminderung der Krebsursachen um 40%. Dazu gehört auch die konsequente Wahrnehmung der Impfung gegen Herpes-Papilloma-Viren, um das Auftreten eines Cervixkarzinoms zu verhindern.

Nach Prof. M. Baumann (DKFZ Heidelberg) sind 70% aller Krebstodesfälle durch Prävention und Früherkennung vermeidbar.

> Für eine wirkungsvolle und erfolgreiche Therapie ist die Früherkennung von entscheidender Bedeutung.

3.5.4.5 Das TNM-System

> Eine entscheidende Voraussetzung für eine erfolgreiche Therapie der Geschwülste besteht in der exakten Klassifikation maligner Tumoren, die unabhängig von der medizinischen Spezialausbildung und auch der Sprache immer zur gleichen Bewertung der Dignität führen muss.

Das TNM-System, von dem französischen Onkologen Pierre Denoix in den Jahren 1943 bis 1952 entwickelt, dient diesem Zweck und wird heute in der Verantwortung der UICC (Union Internationale Centre le Cancer) ständig den Fortschritten der onkologischen Wissenschaften und den medizinischen Erfahrungen angepasst. Zurzeit gilt die 8. Auflage mit Korrekturen und Ergänzungen von 2019.

Die exakte Einordnung der malignen Neoplasie verfolgt mehrere Ziele. Sie bietet eine objektive Basis für den klinischen Behandlungsplan.

- Sie gibt Auskünfte zur Prognose des malignen Prozesses.
- Sie sichert die Vergleichbarkeit der Diagnosen und der Effektivität der klinischen Therapie.
- Sie dient der Erarbeitung epidemiologischer Grundlagen für die onkologische Forschung.

Das TNM-System ist ein System für die Beschreibung der Ausdehnung maligner Tumoren. Dabei bedeutet T = Tumor, N = Nodes (Lymphknoten) und M = Metastase.

<T> beschreibt den Tumor:

- Tx: Primärtumor nicht zu beurteilen
- T0: kein Anhalt für Tumor
- Tis: Tumor (Carcinoma in situ)
- T1, T2, T3, T4: beschreiben Größe und/oder Eindringtiefe und/oder Nachbarschaftsbeziehungen des Primärtumors.

<N> beschreibt die Absiedlung in den regionären Lymphknoten:

- Nx: regionäre Lymphknoten nicht zu beurteilen
- NO: kein Anhalt für regionäre Lymphknotenabsiedlungen

- N1, N2, N3: zunehmende Absiedlungen regionärer Lymphknoten.

<M> beschreibt die Metastasierung:
- Mx: Beurteilung des Vorliegens von Metastasen nicht möglich
- M0: keine Metastasen
- M1: Metastasen vorhanden, werden nach Organbefall spezifiziert.

Die TNM-Klassifikation wird durch die Festlegung und den Ausweis des Malignitätsgrades (Grading) ergänzt, wobei nach den Empfehlungen der WHO folgende drei Malignitätsgrade unterschieden werden:
- G1: gut differenzierter maligner Tumor
- G2: mäßig differenzierter maligner Tumor
- G3: schlecht differenzierter maligner Tumor.

Durch die R-Klassifikation, die der Pathologe vornimmt, wird das Fehlen bzw. das Vorhandensein von Resttumorgewebe nach der therapeutischen Operation beschrieben:
- RX: Vorhandensein von Resttumorgewebe kann nicht beurteilt werden
- R0: Kein Resttumorgewebe
- R1: Mikroskopisch Resttumor (Schnittrand des Präparates ist nicht frei von Tumor)
- R2: Makroskopisch Resttumorgewebe.

Für die exakte Diagnose eines malignen Tumors müssen durch den Pathologen drei Informationen bereitgestellt werden:
1. die histopathologische Beschreibung zur Feststellung der Herkunft des Tumors (epithelial bzw. mesenchymal)
2. die Einordnung des Tumors in das TNM-System
3. die Festlegung des Gradings.

Erst die Summe dieser Informationen, vorgelegt in Schriftform, befähigt den klinischen Onkologen, eine adäquate Therapie einzuleiten.

Die Therapie der bösartigen Tumoren erfolgt mit drei unterschiedlichen, oft aber kombiniert eingesetzten Therapieverfahren.

Im Einzelnen handelt es sich um:
- chirurgische Therapie
- Strahlentherapie
- Chemotherapie.

Auf dem Gebiet der Strahlentherapie sind in den letzten Jahren erhebliche Verbesserungen eingeführt worden, mittels derer sich die neoplastischen Zellen zielgenauer abtöten und die Nebenwirkungen reduzieren lassen

Wenn Chemotherapie unabdingbar ist, dann werden mit humangenetischen Methoden zusätzliche Fakten gewonnen, um die Therapie individuell für den einzelnen Patienten festzulegen.

Die Aktivierung der eigenen Abwehr (Checkpoint-Inhibitoren; CAR-T-Zellen, Stammzellentransplantation) ist eine sehr moderne weitere therapeutische Möglichkeit, erfordert aber noch intensive Forschung, da Nebenwirkungen zur Zeit ein Problem dieser neuen Therapieformen sind.

Trotz aller Behandlungsfortschritte ist heute allgemein anerkannt, dass Prävention und Früherkennung entscheidende Maßnahmen zur Senkung der Morbidität und Mortalität neoplastischer Erkrankungen darstellen.

Seit wenigen Jahren bestehen neuere Therapieansätze, die insbesondere die Kommunikation des Zellstoffwechsels einerseits und die Zellvermehrung andererseits so beeinflussen, dass das Wachstum neoplastischer Zellen beendet wird und die vorhandenen Tumorzellen abgetötet werden können. Ein wichtiger Forschungsschwerpunkt stellt auch der Einsatz von Methoden dar, die den Tumor immunologisch und genetisch (z. B. m-RNA) bekämpfen wollen. Gegenwärtig wird versucht, allgemeine Grundsätze der Tumortherapie individueller auf den einzelnen Patienten zu projizieren (personalisierte Medizin), um so die Effektivität der Therapie zu erhöhen.

3.6 Entwicklungsstörungen (Fehlbildungen)

> Entwicklungsstörungen sind angeborene Veränderungen der Form und/oder der Funktion einzelner Zellen, Gewebe oder Organe, die auf Grund einer gestörten embryonalen Entwicklung zu Stande gekommen sind und außerhalb der normalen Variationsbreite der Spezies (Art) liegen.

Eine andere Bezeichnung für Entwicklungsstörungen ist **Embryopathie.**

Die Veränderungen können die Struktur oder die Funktion bzw. beides gemeinsam betreffen. Entwicklungsstörungen entstehen nur während der Embryogenese, etwa bis Ende des 3. Schwangerschaftsmonats, sie sind irreversibel.

Bei allen Störungen, die sich nach Ablauf der Embryogenese in der Fetalperiode entwickeln, handelt es sich um **Fetopathien**, das sind echte Krankheiten, also nicht Fehlbildungen. Sie können, wie alle Krankheiten im postnatalen Leben, reversibel sein.

Die wichtigsten Fetopathien des Menschen sind:

- entzündliche Fetopathien (Zytomegalie, Variola, Listeriose, Toxoplasmose, Syphilis)
- hämolytische Fetopathien durch Blutgruppenunverträglichkeit zwischen Mutter und Kind
- diabetische Fetopathie bei Diabetes mellitus der Mutter.

3.6.1 Ursachen der Entwicklungsstörungen

Ursachen von Entwicklungsstörungen sind vielfältig und im Einzelfall häufig nicht immer eindeutig zu erkennen.

Erbbedingte Ursachen
Genetisch determinierte, also vor der Befruchtung wirkende Ursachen durch:

- Spontan- und induzierte Mutationen
- exogene Schädigung des Genoms
- Pharmakogenetik.

Entwicklungsstörungen entstehen dabei auf Grund einer besonderen Unverträglichkeit mancher Menschen gegen Arzneimittel in Dosierungen, die andere komplikationslos vertragen. Ursachen sind genetisch festgelegte Enzymveränderungen.

Veränderungen an den Chromosomen infolge von Teilungsstörungen
Chromosomenabweichung in Form der fehlenden Trennung eines Chromosomenpaares (Non-Disjunction):

- das entstehende Tochterindividuum hat ein Chromosom zu viel, also 3 Chromosomen statt eines Paares (**Trisomie**)
- das entstehende Tochterindividuum hat ein Chromosom zu wenig, statt des Paares nur ein Chromosom (Deletion), z. B. Turner-Syndrom.

Man unterscheidet nach den Veränderungen an den Chromosomen:

- Deletion: Verlust oder Zerstörung von Chromosomen oder Chromosomenteilen
- Translokation: Austausch von Chromosomensegmenten innerhalb des gleichen Chromosoms oder zwischen zwei verschiedenen Chromosomen.

Bei diesen Entwicklungsstörungen können Chromosomenaberrationen nachgewiesen werden.

Umweltbedingte Ursachen
Nach der Befruchtung wirkende Ursachen:

- alimentäre Schäden, z. B. bei Vitaminmangel der Mutter
- Sauerstoffmangel, z. B. bei älteren Schwangeren und durch Rauchen
- Strahlenschäden, z. B. durch Röntgenstrahlen.

> Schwangere werden nur in Ausnahmefällen geröntgt, um Strahlenschäden des Ungeborenen zu vermeiden!

- Virusinfekte, z. B. Röteln, Mumps, Windpocken
- mechanische Ursachen, z. B. Tubargravidität
- chemische Ursachen, z. B. Pharmaka
- hormonelle Ursachen, zum Teil bei Hypothyreose, bei Diabetes mellitus.

Den Entwicklungsstörungen können zu Grunde liegen:

- eine Hemmung des Entwicklungsablaufs
- eine Steigerung der Entwicklungsvorgänge
- eine Entwicklung an falscher Stelle.

3.6.2 Phasen der Entwicklungsstörung

Entwicklungsstörungen können nur während der Embryonalperiode entstehen.

Sie treten grundsätzlich phasenspezifisch auf, das heißt, der Zeitpunkt der Einwirkung des teratogenen Reizes ist für die Art der Fehlbildung von entscheidender Bedeutung.

Je früher der Zeitpunkt liegt, desto schwerer oder umfassender wird die Entwicklungsstörung sein. Es muss aber darauf verwiesen werden, dass auch die Art der Ursache die Erscheinung der Entwicklungsstörung bestimmt.

Entwicklungsstörungen entstehen also phasen- und ursachenspezifisch.

Jedes Organ hat eine Terminationsperiode, die sich durch intensive Differenzierungsvorgänge auszeichnet. Sie wird durch den Terminationspunkt beendet. Der Terminationspunkt ist der späteste Zeitpunkt, bis zu dem ein schädigender Reiz eine bestimmte Fehlbildung auslösen kann (s. **Tab. 3-2, Abb. 3-15**).

Tabelle 3-2: Phasen der Entstehung von Entwicklungsstörungen. Quelle: Meyer, 2014, S. 46.

Entwicklungsphase	Störungen
Gametogenese (Entstehung der Gameten und ihre Wanderung bis zur Befruchtung)	Gametopathien
Blastogenese (1.-15. Tag der Entwicklung)	Blastopathien
Embryogenese (16.-75. Tag der Entwicklung)	Embryopathien
Fetogenese (76. Tag bis zur Geburt)	Fetopathien

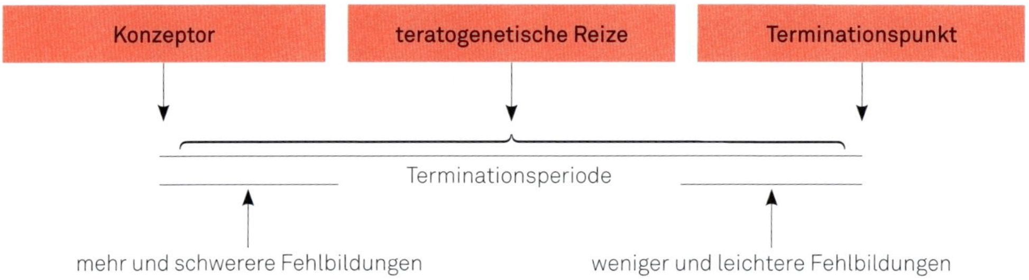

Abbildung 3-15: Entstehung von Entwicklungsstörungen. Quelle: Meyer, 2014, S. 47.

3.6.3 Einteilung der Entwicklungsstörungen (s. Tab. 13-5, 13-6, 13-7 und 13-8, S. 102)

Lernkontrolle

1. Worin besteht der Unterschied zwischen Hypertrophie und Hyperplasie?
2. Wodurch unterscheiden sich reparative und pathologische Regeneration?
3. Wann kommt es zur reparativen Regeneration?
4. Wodurch unterscheiden sich Zellen mit post- und mit intermitotischem Wachstum? Nennen Sie ein Beispiel.
5. Welcher Vorgang führt zur Heilung einer Schnittwunde?
6. Was verstehen Sie unter autonomem Wachstum?
7. Nennen Sie Faktoren, die die Prognose einer gutartigen Geschwulst beeinflussen.
8. Erläutern Sie die wichtigsten Kriterien der Malignität.
9. Nennen Sie zytologische Kennzeichen einer bösartigen Geschwulst.
10. Warum ist bei einer Mamma-Amputation aufgrund eines Karzinoms die Entfernung der regionären Lymphknoten wichtig?
11. Welche Ursachen hat die Anämie bei bösartigen Geschwülsten?
12. Ordnen Sie folgende Geschwülste nach histogenetischen Gesichtspunkten ein: Basaliom, Adenokarzinom, polymorphzelliges Sarkom, Papillom.
13. Erläutern Sie den Begriff „Präkanzerose“. Nennen Sie ein Beispiel.
14. Welche exogenen Ursachen bei der Geschwulstentstehung sind Ihnen bekannt?
15. Erklären Sie das Entstehen einer Geschwulst mit Hilfe eines biologischen Regelkreises.
16. Welches sind bei Männern und Frauen die jeweils häufigsten Karzinome?
17. Welche gesundheitserzieherischen Konsequenzen ergeben sich aus der gegenwärtigen Kenntnis über die Geschwülste.
18. Was verstehen Sie unter Missbildung?
19. Warum ist eine Missbildung umso schwerer, je früher der fehlbildende Reiz angreift?
20. Nennen Sie die häufigsten Ursachen für Missbildungen.
21. Was versteht man unter der Phasenspezifität der Missbildungen?
22. Was verstehen Sie unter dem teratogenetischen Terminationspunkt?
23. Welche Chromosomenstörungen können zu Missbildungen führen?
24. Worin unterscheiden sich Deletion und Trisomie?
25. Was ist eine Fetopathie?

4 Örtliche und allgemeine Kreislaufstörungen

4.1 Einleitende Bemerkungen

Das **Kreislaufsystem** besteht aus verschiedenen strukturellen Bestandteilen, die in engen funktionellen Beziehungen zueinanderstehen. Struktur und Funktion des Kreislaufs werden durch folgende anatomische und funktionelle Voraussetzungen gewährleistet:

- Herz
- Arterien und Venen
- Arteriolen, Kapillaren, Venolen (Blutgefäße der terminalen Strombahn)
- Blut
- Nerven, insbesondere Gefäßnerven
- herz- und gefäßwirksame Hormone
- extravasale anatomische Strukturen (Glomus caroticum) und extravasale Faktoren (Renin-Angiotensinmechanismus).

Dieses System gewährleistet die Lebens- und Funktionsfähigkeit aller Gewebe und des gesamten Organismus. Dazu gehören u.a.:

- Transport von Sauerstoff und Substraten in Organe, Gewebe und Zellen
- Transport von Stoffwechselzwischen- und -endprodukten aus Organen, Geweben und Zellen
- Regulierung des Wärmehaushaltes
- Wahrnehmung mechanischer Funktionen.

Störungen können das gesamte System (**allgemeine Kreislaufstörungen**), aber auch Teile des Systems (**örtliche Kreislaufstörungen**) betreffen, wobei zwischen beiden Arten der Störungen Wechselbeziehungen bestehen, so dass örtliche Kreislaufstörungen durchaus auf Grund ihrer Lokalisation z.B. zu allgemeinen Kreislaufstörungen führen können.

4.2 Örtliche Kreislaufstörungen

Örtliche Kreislaufstörungen sind durch Veränderungen des Blutgehalts der Gewebe, Organteile oder Organe charakterisiert (s. **Abb. 4-1**):

- **Hyperämie** – erhöhter Blutgehalt infolge verminderten venösen Abflusses, führt zu einer Blutfülle im betreffenden Kreislaufabschnitt
- **Ischämie** – erniedrigter Blutgehalt infolge ungenügender arterieller Zufuhr, führt zu verminderter Organdurchblutung bzw. vollständiger Blutleere.

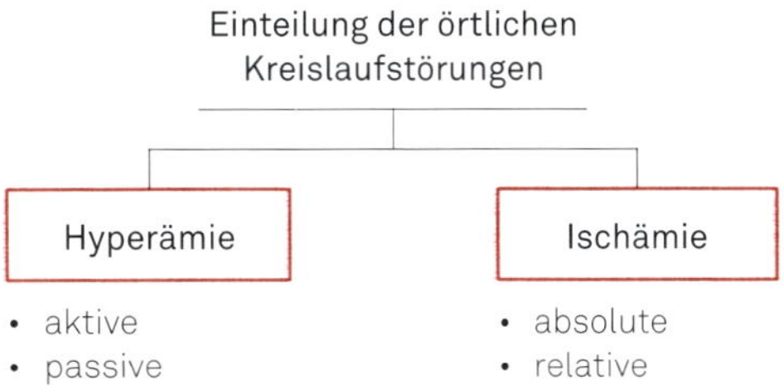

Abbildung 4-1: Einteilung der örtlichen Kreislaufstörungen. Quelle: Meyer, 2014, S. 50.

4.2.1 Hyperämie

Hyperämie ist eine örtliche Kreislaufstörung, gekennzeichnet durch erhöhten Blutgehalt im Gewebe, Organ oder Organteil.

Einteilung und Ursachen der Hyperämie

Aktive oder arterielle Hyperämie
Vermehrter arterieller Zustrom (erweiterte Arteriole) erhöht das Blutvolumen eines Organs bei normalem venösem Abfluss:

- körperliche und geistige Anstrengung
- Störungen der Funktion der Gefäßnerven.

Folgen:

- Stoffwechselaktivierung
- Temperaturerhöhung.

Aktive Hyperämie ist kein pathologischer Befund.

Passive oder venöse Hyperämie
Verminderter venöser Abfluss bei normalem arteriellem Zufluss.

Ursachen:

- allgemeine Kreislaufstörungen (Herzinsuffizienz)
- Thromben
- Blutverteilungsstörung innerhalb des Organs infolge unterschiedlicher Kalibervergrößerungen in der terminalen Strombahn (auch **terminale Hyperämie** genannt)
- vergrößerte Lymphknoten, die den venösen Gefäßquerschnitt durch Kompression verkleinern.

Folgen:

- Verminderung des venösen Blutstromes
- dadurch Konsistenzvermehrung im betroffenen Organ, im weiteren Verlauf Induration (Verhärtung)
- Atrophie durch Ernährungsstörungen (s. **Abb. 4-2**).

4.2.2 Ischämie

Ischämie ist eine örtliche Kreislaufstörung, gekennzeichnet durch verminderten Blutgehalt in Gewebe, Organ oder Organteil.

Einteilung und Ursachen der Ischämie

Absolute Ischämie
Verschluss der zum Organ führenden Arterie bedingt absolute Blutleere des Gewebes, Organteils oder Organs.

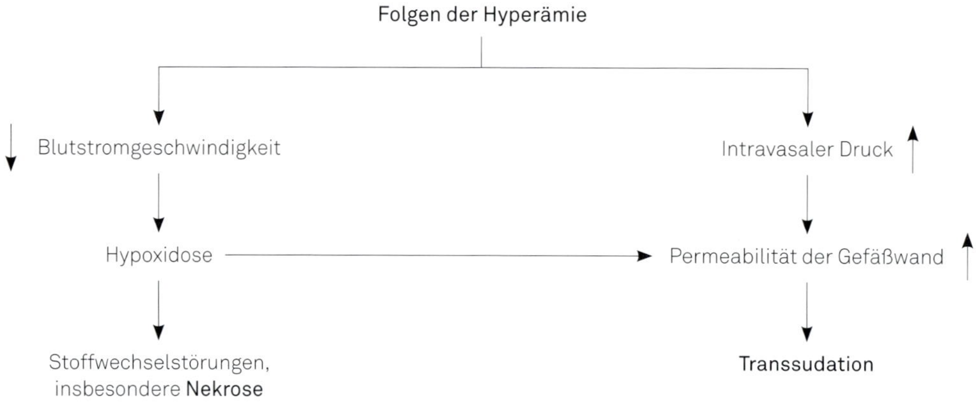

Abbildung 4-2: Folgen der Hyperämie. Quelle: Meyer, 2014, S. 50.

Ursachen:
- Embolus
- verschließender Thrombus
- Gefäßspasmus.

Folge:
- Nekrose (Infarkt).

Relative Ischämie
Missverhältnis zwischen vorhandener und benötigter Blutmenge innerhalb eines Organs, das erst bei Belastung zu morphologisch fassbaren Folgen führt, während bei körperlicher und/oder geistiger Ruhe dem Gewebe, Organteil oder Organ noch ausreichend Substrat und Sauerstoff für eine regelrechte Funktion angeboten werden.

> Die vorhandene Blutmenge, auch eine normal große, ist für den aktuellen Bedarf zu gering.

Ursachen:
- stenosierende Arteriosklerose
- Anämie
- erhöhter Bedarf an Substraten und Sauerstoff, z.B. infolge hormoneller Stimulierung.

Folgen:
- unzureichende arterielle Versorgung
- Nekrose.

> Eine Ischämie führt immer zur Nekrose!

Ischämisch bedingte Nekrosen nennt man **Infarkte**.

Einteilung:
- anämischer Infarkt: Ischämie infolge Drosselung/Verschluss einer funktionellen
- oder anatomischen Endarterie
- hämorrhagischer Infarkt: nur in Organen mit doppelter Blutversorgung (Lunge) oder bei Vorhandensein ausgedehnter arterieller Anastomosen (Darm) möglich; neben der Ischämie muss eine passive Hyperämie bestehen.

Beispiel für die Entstehung eines hämorrhagischen Infarktes:
- embolischer Verschluss eines Astes der A. pulmonalis
- passive Hyperämie der Vv. pulmonales bei Mitralklappenstenose
- in das ischämische Gebiet fließt über die Aa. bronchiales Blut ein
- durch die geschädigte Kapillarwand tritt es in das ischämische Gebiet ein.

4.2.3 Thrombose

> Eine Thrombose ist eine intravasale und intravitale Blutverfestigung.

Ein Thrombus ist ein intravital in den Blutgefäßen oder im Herzen entstandenes fibrinhaltiges Thrombozytenaggregat.

Der Vorgang der Thrombose findet im Blutgefäßlumen (**intravasal**) und während des Lebens (**intravital**) statt. Davon ist die postmortale Blutverfestigung (intravital, aber postmortal) zu unterscheiden.

> Die irreversible Thrombozytenaggregation ist der entscheidende pathogenetische Vorgang bei der Entstehung eines Thrombus/Thrombose.

Dieser pathogenetische Vorgang ist an eine oder mehrere der nachfolgenden Veränderungen gebunden:
- Gefäßwandveränderungen, z.B. Endothelzelldefekte der Intima
- Abnahme der Blutstromgeschwindigkeit und/oder Wirbelbildungen im Blutstrom
- Veränderungen der Blutzusammensetzung (Erhöhung der Viskosität des Blutes).

Im Einzelnen können sich folgende Vorgänge abspielen:
- unterschiedlich großer Endothelzelldefekt der Intima einer Vene oder Arterie
- Deckung des Defektes durch zeitweilige Thrombozytenaggregation mit anschließendem regenerativem Verschluss

- durch Sauerstoffmangel aus unterschiedlicher Ursache kommt es zur endgültigen Thrombozytenverfestigung (**irreversible Thrombozytenaggregation**), das endgültige Aussehen des Thrombus wird durch die Entstehung eines Fibringerüstes, in dessen Lücken sich weitere Blutzellen einlagern, geprägt.

Diese Veränderungen können auch nach Operationen auftreten.

Einteilung nach der Art des betroffenen Blutgefäßes:
- Thromben in Venen
- Thromben in Kapillaren
- Thromben in Arterien.

Einteilung nach dem Ausmaß:
- lumeneinengende (stenosierende) Thromben
- lumenverschließende (obturierende) Thromben.

Mögliche Veränderungen des Thrombus:
- teilweise und/oder komplette, zumeist enzymatische Auflösung des Thrombus
- bindegewebige Umwandlung (Narbe) und Verkalkung
- Kanalisation eines obturierenden Thrombus
- bakterielle Besiedlung und Entstehung einer Entzündung (z.B. Thrombophlebitis)
- **Embolie**.

Folgen:
- venöse Hyperämie
- Ischämie
- postthrombotisches Syndrom.

4.2.4 Embolie

Bei der Embolie werden feste, flüssige und gasförmige Stoffe, die sich im Blut nicht lösen, mit dem Blutstrom transportiert und im Blutgefäß eingekeilt.

Einteilung nach der Materialqualität des Embolus:
- Embolie fester Stoffe. Die häufigste Form der Embolie, die als Folge einer venösen Thrombose auftritt, ist die Lungenembolie. Folge: Cor pulmonale.
- Embolie flüssiger Stoffe. Bedeutsam ist die Fettembolie, die nach Knochenfraktur(en) auftreten kann. Dabei wird Fett im Gebiet der Fraktur in die Kapillaren eingesaugt bzw. eingepresst, deshalb kapilläre Embolie.
- Embolie gasförmiger Stoffe. Eine Folge der Verletzung herznaher Venen, wobei durch Unterdruck in herznahen Gefäße Luft angesaugt wird, ebenfalls nach unzureichender Entlüftung der Herzkammern nach Herz-Lungen-Maschinenoperationen.

Wege der Embolie

Man unterscheidet folgende Wege zur Entstehung einer Embolie (s. **Abb. 4-3**):
- **Direkter Weg der Embolie.** Ein embolischer Verschluss eines Astes der Arteria pulmonalis infolge einer Thrombose in der Vena femoralis entsteht über die vorhandenen anatomischen Wege (Vena femoralis → Vena cava inferior → rechter Vorhof → rechter Herzventrikel → Arteria pulmonalis mit Verschluss), also direkt mit dem Blutstrom.
- **Indirekter (paradoxer) Weg der Embolie.** Ein Thrombus in der Vena femoralis kann unter Benutzung der anatomischen Gegebenheiten bis in den rechten Vorhof gelangen und dann bei offenem Foramen ovale in den linken Vorhof gelangen und über linken Herzventrikel → Aorta → Arterie (Niere, Herz, Gehirn) zum Verschluss und zum Infarkt führen.

Die Folge einer durch Thrombus bedingten Embolie ist immer ein Infarkt (s. Abb. 4-4).

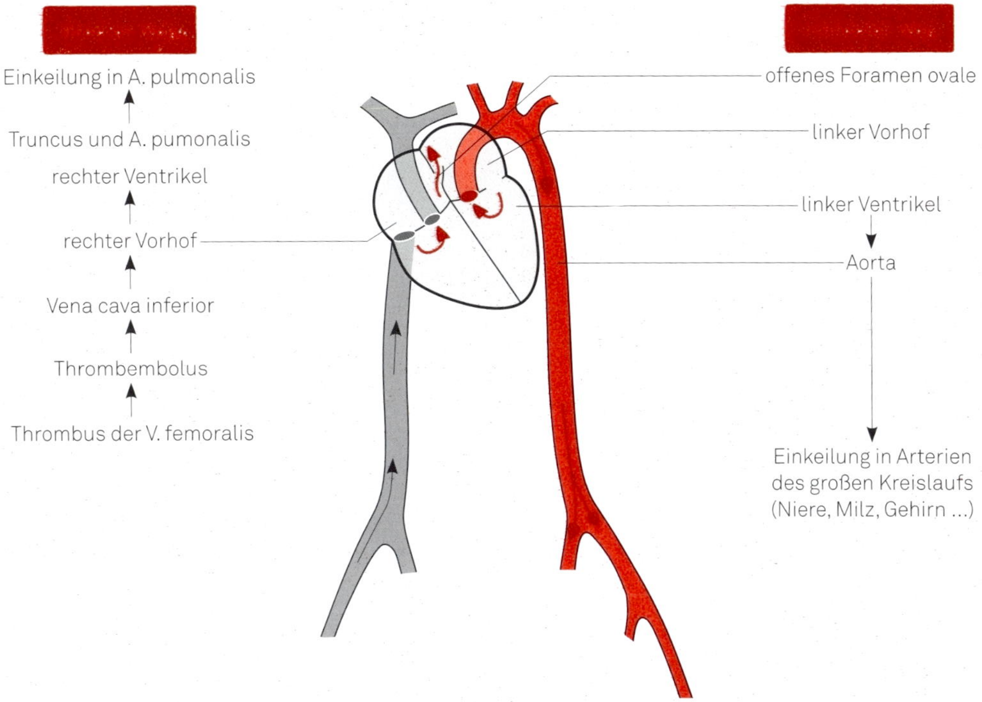

Abbildung 4-3: Wege der Entstehung einer Embolie. Meyer, 2014, S. 53.

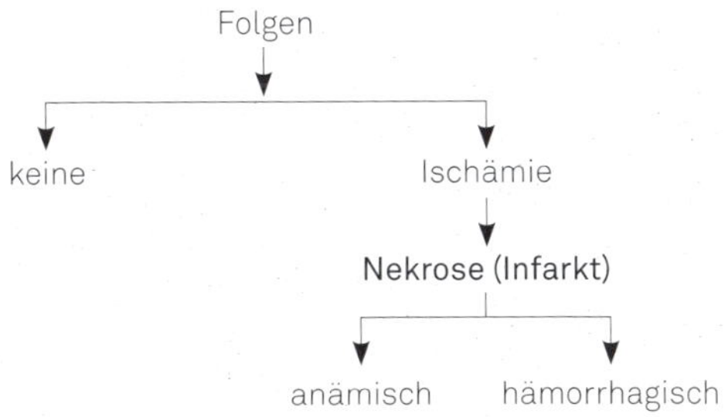

Abbildung 4-4: Folgen der Embolie. Meyer, 2014, S. 53.

4.3 Allgemeine Kreislaufstörungen

Allgemeine Kreislaufstörungen führen zu unzureichender Blutversorgung lebenswichtiger Organe, sie können vom Herzen, von den Gefäßen und von intravasalen Faktoren ursächlich ausgehen. Eine Übersicht der allgemeinen Kreislaufstörungen mit ihren Einflussfaktoren, Folgen und Lokalisationen bietet **Abbildung 4-5**.

4.3.1 Vom Herzen ausgehende allgemeine Kreislaufstörungen

4.3.1.1 Herzinsuffizienz

> Herzinsuffizienz ist die Unfähigkeit des Myokards, die zur Aufrechterhaltung der Kreislauffunktion notwendige Druck-Volumenarbeit (DVA) zu leisten.

Sie führt zur Verminderung des Herzminutenvolumens (HMV), wodurch die ausreichende Blutversorgung (BV) des Körpers nicht mehr gewährleistet ist.

DVA↓ → HMV↓ → BV↓ → Ischämie

Einteilung nach der Lokalisation:

- Linksherzinsuffizienz
- Rechtsherzinsuffizienz
- Globalinsuffizienz.

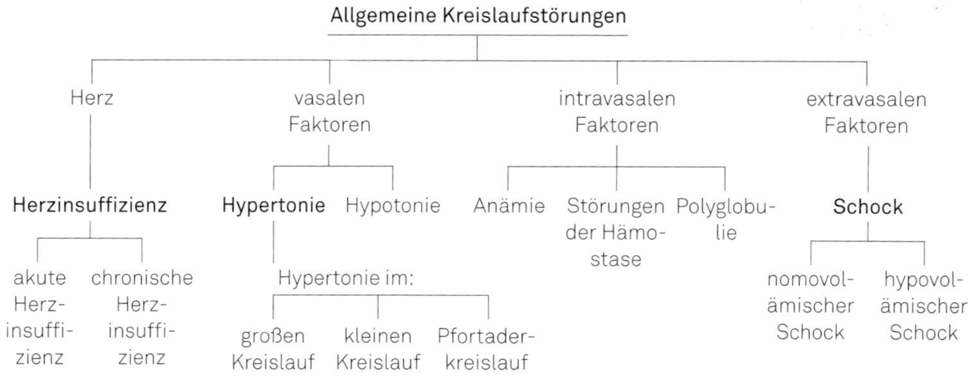

Abbildung 4-5: Einteilung der allgemeinen Kreislaufstörungen. Quelle: Meyer, 2014, S. 54.

Einteilung nach der Pathogenese:

- **Energiemangel (Insuffizienz).** Dem Herzmuskel steht die für die Herzarbeit notwendige Energie nicht zur Verfügung. Zu beobachten bei:
  - Herzinfarkt
  - akutem Cor pulmonale
  - hämorrhagischem Schock
  - postoperativem Herzversagen.

> Die Folge ist eine Störung der Blutversorgung des Herzens.

- **Energieutilisationsinsuffizienz (chronische Herzinsuffizienz).**
  Der Herzmuskel ist unfähig, die ausreichend bereitgestellte Energie (ATP) in mechanische Arbeit umzusetzen. Zu beobachten bei:
  - Herzklappenfehlern
  - Hypertonie im großen und kleinen Kreislauf
  - entzündlichen Herzmuskelerkrankungen.

Diese Ursachen führen zur Erschwerung des Transports der Ca^{++}-Ionen in das Myokard (z. B. infolge Hypertrophie), wodurch die Aktivierung der myofibrillären ATPase nicht erfolgt. Diese Form der Insuffizienz wird jedoch bald von einer Energiemangelinsuffizienz überlagert (s. **Abb. 4-6**).

Folgen der Herzinsuffizienz:

- Dilatation des/der Herzventrikel
- passive Hyperämie (Stauung) im Stromgebiet der vor dem Herzventrikel liegenden Organe
- Mangelversorgung des Organismus mit Blut.

4.3.2 Von vasalen Faktoren ausgehende allgemeine Kreislaufstörungen

4.3.2.1 Hypertonie

> Hypertonie ist zeitweise oder ständige Erhöhung des systolischen und/oder diastolischen Blutdruckes über den Normwert.

Die Leitlinie von ESC (European Society of Cardiology) und WHO legt folgende Normwerte fest:

Optimaler Blutdruck 120/80 mm HG
Normaler Blutdruck 120–129/80–84 mm HG
Hoch normaler Blutdruck
130-139/85–89 mm HG
Milde Hypertonie (Stufe 1)
140–159/90–99 mm HG
Mittlere Hypertonie (Stufe 2)
160–179/100–109 mm HG
Schwere Hypertonie (Stufe 3)
>/=180/>/=110 mm HG

Man unterscheidet.

- Hypertonie im großen Kreislauf
- Hypertonie im kleinen Kreislauf
- Hypertonie im Pfortaderkreislauf

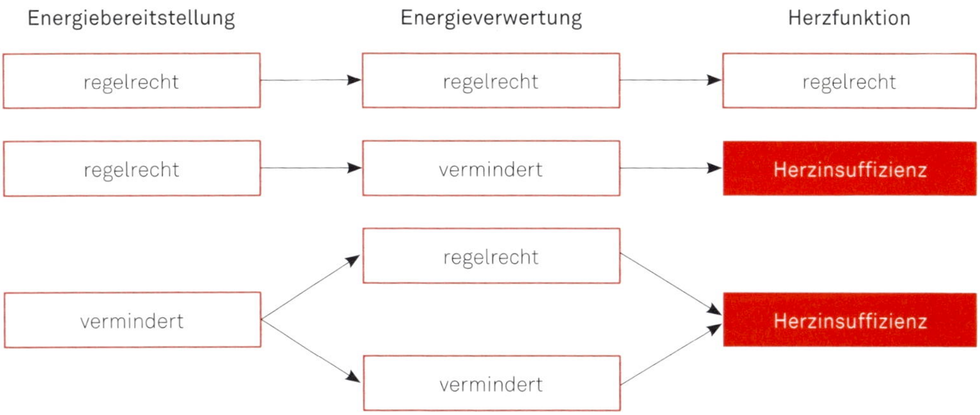

Abbildung 4-6: Energiebereitstellung und -verwertung bei einer Herzinsuffizienz (Energieutilisationsinsuffizienz). Quelle: Meyer, 2014, S. 54.

Hypertonie im großen Kreislauf

Essentielle Hypertonie (auch Entzügelungshochdruck, roter Hochdruck)

Bekannte Ursachen der Hypertonie:

- genetische Ursache (Disposition)
- Adipositas
- Hoher Salz- und Alkoholkonsum
- Rauchen
- ungesunde Ernährung (Metabolisches Syndrom)
- Stress über einen längeren Zeitraum

Die Pathogenese ist bis heute weitgehend unbekannt, stattdessen existieren verschiedene Theorien der Entstehung der Hypertonie:

- Reflexogene Theorie: In den Barorezeptoren der Aorta entsteht infolge morphologischer Veränderungen ein höherer Sollwert der Regelung des Blutdruckes.
- Zentrogene Theorie: Chronische, die Anpassungsfähigkeit überschreitende Reize führen in bestimmten Großhirnregionen (Hypothalamus) zu länger bestehenden Erregungsherden und verursachen eine veränderte Regelung der Barorezeptoren und somit eine Hypertonie.

Renale Hypertonie (auch Widerstandhochdruck, blasser Hochdruck oder symptomatischer Hochdruck).

Die häufigste Form dieser Hochdruckkrankheit ist die renale Hypertonie, die infolge von Mangeldurchblutung in der Niere entsteht, wodurch im juxtaglomerulären Apparat vermehrt **Renin** gebildet wird:

Renin bewirkt in der Leber die Entstehung von **Angiotensin II,** das zu einer Vasokonstriktion und damit zu einer Widerstandserhöhung in der terminalen Strombahn führt.

Angiotensin II aktiviert auch die Nebennierenrinde, die vermehrt **Aldosteron** produziert und dadurch die Natriumrückresorption in der Niere steigert, sodass ein vermehrtes Blutvolumen entsteht, das auch eine Blutdruckerhöhung zur Folge haben kann.

Sonderformen der Hypertonie

Es handelt sich dabei vor allem um endokrin bedingte Formen des Bluthochdruckes.

Folgen der Hypertonie im großen Kreislauf

Unabhängig von der Art der Hypertonie entstehen immer die gleichen Folgen:

Herz

- akute Herzinsuffizienz
- Hypertrophie (Massenzunahme) der Wand des linken Herzventrikels
- Myokardinfarkt.

Gehirn
- Apoplexia cerebri (Hirnmassenblutung infolge Ruptur eines arteriellen Blutgefäßes).

Arterien
- Entstehung der Arteriosklerose wird begünstigt.

Nieren
- Nephrosklerose
- Urämie.

Häufigste Todesursachen bei Hypertonie im großen Kreislauf sind:
- **akute Herzinsuffizienz**
- **Apoplexia cerebri**
- **Myokardinfarkt.**

Hypertonie im kleinen Kreislauf (auch pulmonale Hypertonie genannt)

Ursachen:
- Erhöhung des peripheren Gefäßwiderstands in der Lunge: Aufgrund pathologischer Veränderungen in der Lunge werden Lungenkapillaren zerstört (z. B. Lungenemphysem) bzw. das Lumen der Gefäße eingeengt (z. B. Pulmonalarteriensklerose). Die daraus folgende Abnahme des Gesamtkapillarquerschnitts führt zur Erhöhung des Gefäßwiderstands.
- Insuffizienz des linken Herzventrikels – allgemeine, vom Herzen ausgehende Kreislaufstörungen.

Folgen:
- Dilatation des rechten Herzventrikels
- Hypertrophie (Massenzunahme) der Wand des rechten Herzventrikels mit nachfolgender Dilatation.

Grad und Dauer der Druckerhöhung im kleinen Kreislauf beeinflussen das Ausmaß der Folgen.

Eine pulmonale Hypertonie bezeichnet man dann als Cor pulmonale, wenn die Ursachen ausschließlich pathologische Veränderungen der Lungenstrombahn sind.

Hypertonie im Pfortaderkreislauf

Eine Hypertonie im Pfortaderkreislauf wird auch portale Hypertonie genannt.

Ursachen:
- Widerstandserhöhung durch Einengung der Vena portae
- Strukturveränderungen in der Leber (Leberzirrhose)
- Insuffizienz des rechten Herzens.

Folgen:
- Splenomegalie
- Aszitesbildung
- Ausbildung von Umgehungskreisläufen (z. B. Ösophagusvarizen).

4.3.2.2 Hypotonie

Hyotonie ist die zeitweilige oder ständige Verminderung des systolischen und/oder diastolischen Blutdruckes unter die Normwerte.

Ursachen:
- hypotone Kreislaufregulation
- Störung der orthostatischen Regulation
- Herzinsuffizienz und Herzinfarkt
- Hypovolämie.

Folgen:
- Hypoxie
- Ödeme.

4.3.2.3 Arteriosklerose

Eine Arteriosklerose ist eine chronische, mit Verhärtung und Verdickung der Arterienwand einhergehende, fortschreitende Erkrankung der Intima der Arterien.

Das morphologische Bild (s. **Abb. 4-7**) ist durch ein Nebeneinander unterschiedlicher Veränderungen gekennzeichnet:

- Intimaquaddeln. Beetförmige Einlagerung von Flüssigkeiten und Lipiden in die Intima.
- Plaques. Beetförmige Fibrose, Hyalinose und weitere Einlagerung von Lipiden.
- Atheromatöse Erweichung der Plaques mit sekundärer Kalkeinlagerung.
- Atheromatöses Geschwür. Oberflächlicher Substanzdefekt des Atheroms mit oder ohne Verkalkung.

Ursachen:
Sie sind weitgehend unbekannt. Es ist aber gesichert, dass:

- Arteriosklerose eine Erkrankung ist, die schon relativ zeitig (kalendarisches Alter) beginnen kann und nicht identisch mit den Altersveränderungen der Blutgefäße ist
- ein erhöhter arterieller Blutdruck die Entstehung begünstigt
- ein erhöhter Cholesterolgehalt im Blut sowie Veränderungen in der Zusammensetzung der Lipoproteide die Entstehung der Arteriosklerose fördern.
- eine Entzündung als Ursache wird zunehmend diskutiert.

Allgemein spricht man von einer Polyätiologie der Arteriosklerose. Die Arteriosklerose ist ausschließlich auf die Arterien beschränkt.

Einteilung:

- zentraler Typ mit ausschließlichem Befall der Aorta
- peripherer Typ mit bevorzugtem Befall der Organarterien, z. B. Koronararterien
- generalisierter Typ mit Befall der Aorta und der Organarterien (häufigste Form).

Folgen:

- Störung der Blutversorgung und dadurch bedingte Ischämie mit ihren Folgen
- Thromben
- Aneurysmen. (s. **Abb. 4-8**)

4.3.3 Von intravasalen Faktoren ausgehende allgemeine Kreislaufstörungen

Veränderungen der Blutmenge, der Blutzusammensetzung und der Strömungsgeschwindigkeit können allgemeine Kreislaufstörungen verursachen.

Ursachen:

- Anämie
- Polyglobulie
- Störungen der Hämostase.

Folgen:

- Hypoxie
- Hypoxidose.

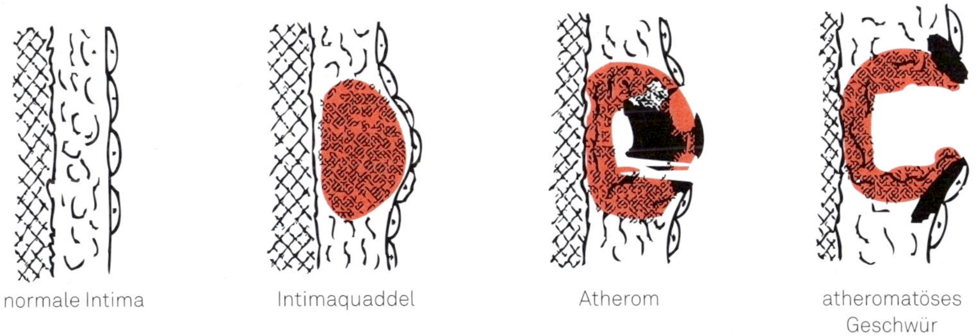

Abbildung 4-7: Morphologisches Bild der Arteriosklerose (Schema). Quelle: Meyer, 2014, S. 57.

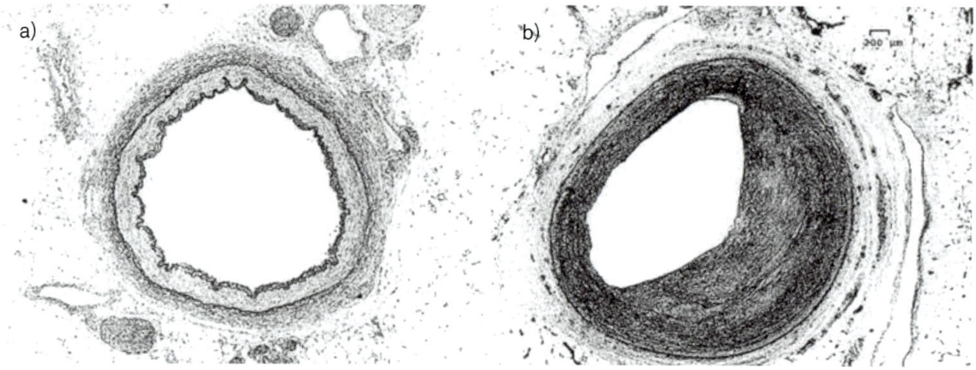

Abbildung 4-8: Veränderung einer Arterie bei Arteriosklerose. a) normaler Gefäßquerschnitt; b) Stenose mit erheblicher Einengung des Lumens. Quelle: Meyer, 2014, S. 57.

4.3.3.1 Störung der Hämostase (Blutstillung)

> Die Blutstillung ist ein physiologischer Vorgang, der den Organismus vor Blutverlust schützt.

Möglichkeiten der Blutstillung:

- Schwellung der Endothelzellen in den Kapillaren
- Engstellung der Gefäße
- Plättchenaggregation (reversibel)
- Bildung von Fibrin durch Aktivierung des plasmatischen Gerinnungssystems
- Einrollen der Arterienintima eines durchtrennten Blutgefäßes
- Organisation des Gebildes aus aggregierten Thrombozyten.

Man unterscheidet eine primäre von einer sekundären Hämostase. Nach Verletzung des Blutgefäßes dichten Thrombozyten den Defekt relativ schnell ab, es folgt eine Kontraktion der Gefäßwandmuskelzellen mit Verengung des Blutgefäßlumens (primäre Hämostase). Anschließend bildet sich aus dort entstandenem Fibrin ein netzartiges Gerüst, damit wird der Thrombozytenpfropf stabilisiert (sekundäre Hämostase).

Störungen der Blutstillung können durch Bildungsanomalien und/ oder unzureichender Bildung von Hämostasefaktoren bzw. durch deren gesteigerten Umsatz entstehen. Daraus resultieren Blutungsneigungen (**hämorrhagische Diathesen**) und Neigung zur Thrombusbildung. Klinisch werden Hämostasewerte mit der Thromozytenanzahl und der Blutungszeit bestimmt.

Formen der hämorrhagischen Diathese:

- hämorrhagische Diathese infolge Störungen der Thrombozyten
- Thrombozytopenie durch verminderte Bildung oder vermehrte Zerstörung/Untergang von Thrombozyten
- Thrombozytämie – Vermehrung von Thrombozyten
- Thrombozytopathie – quantitative und qualitative Störungen der Thrombozytenfunktion
- hämorrhagische Diathese infolge Gerinnungsstörungen
- Hämophilie
- hämorrhagische Diathese infolge Störung an den Gefäßen
- Gefäßmissbildungen
- infektiöse, rheumatische und allergische Entzündungen
- Arzneimittel
- Serumkrankheit.

Folgen:

Häufige und unstillbare Blutungen.

Für bestimmte therapeutische Zwecke (Hämodialyse, Herzoperationen) wird durch Zugabe bestimmter Arzneimittel (Heparin) eine zeitweilige Störung der Blutgerinnung hervorgerufen, die nach Beendigung der Behandlung durch andere Arzneimittel wieder aufgehoben wird. Des Weiteren kann durch Gabe spezieller Arzneimittel eine Verminderung der Aggregationsfähigkeit der Thrombozyten herbeigeführt und damit verhindert werden, dass an verschiedenen Stellen des Blutgefäßsystems Thromben entstehen. Diese Therapie beinhaltet immer die Gefahr von Blutungen und bedarf regelmäßiger Kontrollen der Thrombozytenfunktion.

4.3.4 Von extravasalen Faktoren ausgehende allgemeine Kreislaufstörungen

4.3.4.1 Schock

> Schock ist die Kombination von allgemeinen und örtlichen Kreislaufstörungen mit einer Minderung des Stromzeitvolumens, der durch gestörte Stoffwechselmechanismen negativ beeinflusst wird.
> In der Folge entsteht eine verminderte Perfusion lebenswichtiger Organe, daraus resultierend Zelltod und Nekrosen.

Bei den Kreislaufstörungen handelt es sich um:

- Blutdruckabfall infolge eines Missverhältnisses zwischen der aktuell vorhandenen Blutmenge und der Kapazität des Gefäßsystems (allgemeine Kreislaufstörung)
- Störungen der Mikrozirkulation der terminalen Strombahn (örtliche Kreislaufstörung), infolge Vasodilatation entstehen Blutverteilungsstörungen im Kapillarbereich.

Die Stoffwechselstörungen sind gekennzeichnet durch:

- Veränderungen des Säuren-Basen-Haushaltes
- Freisetzung von zellschädigenden Substanzen (z.B. Zytokine und Leukotriene)
- Folgen des Sauerstoffmangels.

Das Missverhältnis von Blutmenge und Gefäßkapazität kann folgende Ursachen haben:

- Blutverlust/Plasmaverlust® **hypovolämischer Schock**
- Erweiterung des peripheren Systems **normovolämischer Schock**.

In der medizinischen Praxis werden folgende Schockformen unterschieden:

- **Hypovolämischer Schock:** durch Blut- und Plasmaverluste
- **Normovolämischer Schock:** durch Flüssigkeitsverluste infolge Erbrechens oder Diarrhö, ausgedehnte Verbrennungen
- **Kardiogener Schock:** durch Herzinfarkt oder Lungenembolie
- **Anaphylaktischer Schock:** durch übersteigerte Mediatorenreaktion, z.B. bei Allergie
- **Septischer Schock:** durch eine massive Infektion mit Freisetzung bakterieller Toxine
- **Toxischer Schock:** durch Vergiftungen
- **Neurogener Schock:** durch Hirntrauma, Hirnblutungen und Sonnenstich
- **Endogener Schock:** durch ein diabetisches Koma.

Ablauf des Schocks:

- Präschock: vagotone Schonphase; peripherer Gefäßwiderstand erhöht; Symptome nur flüchtig
- Primärer Schock: Phase der Zentralisierung (Kompensation), Blutdruck fast normal, d.h. aber keineswegs ausreichende Gewebsdurchblutung
- Sekundärer Schock: Phase der Dezentralisierung (Dekompensation), alle Gefäße zeigen ausgeprägte Dilatation.

In der Zentralisationsphase werden Herz, ZNS und die Nieren noch ausreichend durchblutet. Die lebenswichtigen Funktionen können zeitlich begrenzt aufrechterhalten werden (max. 6 bis 10 h). Danach kommt es infolge der zunehmenden Hypoxydose zu irreversiblen Stoffwechselstörungen. Eine direkte Zellschädigung in Kombination mit einer Reperfusion bereits ischämischer Zellen führt sehr häufig zum Multiorganversagen.

4.4 Blutungen (Hämorrhagien)

Hämorrhagie oder Blutung ist der Austritt von Blut in seiner vollen Zusammensetzung aus den Blutgefäßen oder aus dem Herzen.

Man unterscheidet arterielle, venöse und kapilläre Blutungen.

Einteilung der Blutungen
Die Einteilung der Blutungen kann nach verschiedenen Gesichtspunkten erfolgen:
- nach der Pathogenese
- nach der Zeitdauer
- nach der Form.

Einteilung nach der Pathogenese
- Blutungen auf Grund von Kontinuitätsstörungen des Blutgefäßes (Haemorrhagia per rhexin – Zerreißungsblutungen). Der Gefäßwanddefekt kann durch äußere Gewalteinwirkung oder infolge pathologisch veränderter Gefäßwände, z. B. bei Varizen, verursacht werden. Zu diesem Defekt kann es auch durch „Annagen“ kommen (Sickerblutung), z. B. Ulcus ventriculi (Haemorrhagia per diabrosin – Arrosionsblutung).
- Blutungen ohne Kontinuitätsstörungen des Blutgefäßes. Es liegt eine gesteigerte Durchlässigkeit der Gefäßwand bzw. eine gestörte Thrombozytenfunktion vor (Haemorrhagia per diapedesin – Durchtrittsblutung).

Einteilung nach der Dauer
- akute Blutungen
- chronische Blutungen (Sickerblutungen).

Neben der Größe und der Schnelligkeit des Blutverlustes spielt die Zeitdauer der Blutung für ihre Gefährlichkeit und das Entstehen eines hypovolämischen Schocks eine wesentliche Rolle.

Einteilung nach der Form
- Petechien: punktförmige Einzelblutungen aus der Haut
- Purpura: allgemeine punktförmige Blutungen
- Ekchymosen: fleckenförmige Blutungen
- Suffusionen: flächenhafte Blutungen
- Hämatom: Bluterguss nach Blutung in das Gewebe.

Ursachen der Blutungen:
Da die Ursachen sehr mannigfaltig sind, werden nur Ursachenkomplexe dargestellt:
- Hypertonie, Folge kann das Zerreißen eines wandgeschädigten Blutgefäßes sein, z. B. Apoplexia cerebri
- Gefäßwandschädigung durch äußere mechanische Einwirkungen, bösartige Gewächse oder Gefäßwandnekrosen
- erhöhte Permeabilität, bei Entzündungen oder bei Sauerstoffmangel
- Schock
- Störungen der Blutgerinnung, z. B. bei gestörter Thrombozytenfunktion.

Folgen der Blutungen:
Diese sind abhängig vom Ausmaß, der Zeitdauer und Lokalisation der Blutung.

Mögliche Folgen:
- Anämie
- Kompression lebenswichtiger Organe
- hypovolämischer Schock
- Tod.

Bei Blutungen müssen alle Maßnahmen der Ersten Hilfe und der Therapie darauf gerichtet sein, körpereigene Schutzmaßnahmen (Gefäßkonstriktion und Blutgerinnung) zu unterstützen und gefährliche Folgen zu vermeiden.

Lernkontrolle

1. Begründen Sie an Beispielen, dass örtliche Kreislaufstörungen allgemeine Kreislaufstörungen verursachen können.
2. Welcher Vorgang ist bei der Entstehung eines Thrombus von entscheidender Bedeutung?
3. Nennen Sie Todesursachen bei Hypertonie im großen Kreislauf.
4. Erläutern Sie die Entstehung von Ösophagusvarizen.
5. Erläutern Sie den Mechanismus der Entstehung einer chronischen Herzinsuffizienz.
6. Was verstehen Sie unter einem Cor pulmonale?
7. Was ist ein Hämatom?
8. Welche Arten von Blutungen können bei einer bösartigen Geschwulst entstehen?
9. Nennen Sie Ursachen einer absoluten Ischämie.
10. Welche Maßnahmen zur Thromboseprophylaxe würden Sie nach einer Operation oder Entbindung veranlassen?
11. Kann eine Embolie der A. pulmonalis auch ohne Folgen ablaufen?
12. Weisen Sie nach, dass die Herzinsuffizienz eine Krankheit ist.
13. Bei welcher Erkrankung kann es zur Fettembolie kommen?
14. Warum kann es bei einer Fettembolie zur Kolliquationsnekrose im Gehirn kommen?
15. Erklären Sie den Begriff anämischer Infarkt und geben Sie ein Beispiel.
16. Welche pathologischen Veränderungen des Herzmuskels können bei einer essentiellen Hypertonie entstehen?
17. Warum kann es bei einer schweren Verbrennung zum hypovolämischen Schock kommen?
18. Begründen Sie, warum die Autotransfusion zur Schockprophylaxe beiträgt.
19. Weisen sie nach, warum eine Blutung zum Schock führen kann.
20. Was ist ein Atherom?
21. Nennen Sie Folgen der Arteriosklerose.
22. Was ist eine hämorrhagische Diathese?
23. Was verstehen Sie unter Hämophilie?

5 Störungen der zellulären Atmung

5.1 Definition und Kommentar

> Zelluläre Atmung ist biologische Oxidation in der Zelle, bei der Sauerstoff und Substrat in chemische Energie umgewandelt werden.

Die biologische Oxidation (zelluläre Atmung) verläuft in folgenden Teilfunktionen ab:

- Gaswechsel in der Lunge
- Diffusion zwischen den Alveolen und den Lungenkapillaren
- Sauerstofftransport mit dem Blut
- Diffusion zwischen Kapillaren und Zellen.

Voraussetzungen für die normale zelluläre Atmung:

- Reaktion des Atemzentrums auf Kohlendioxid-spezifische Rezeptoren
- regelhaft funktionierende Atmungsorgane (Trachea, Bronchien, Alveolen, Atemmuskulatur)
- regelhaft funktionierende Diffusion zwischen Lungenalveolen und Lungenkapillaren
- regelrechter Sauerstoff- und Kohlendioxidtransport mit dem Blut, er ist abhängig von:
  - der Arbeitsleistung des Herzens
  - dem intravasalen Druck
  - der Blutströmung
  - dem Gehalt an Hämoglobin und seiner Bindungskapazität
  - normal funktionierender Diffusion zwischen Kapillaren und Zellen
  - normaler zellulärer Regulation.

5.2 Ursachen einer gestörten Sauerstoffversorgung

Die Ursachen einer gestörten Sauerstoffversorgung können entsprechend der unterschiedlichen Teilfunktionen in folgenden Bereichen auftreten:

- **In der atmosphärischen Luft.** Die Erniedrigung des Gesamtluftdrucks führt zur Reduzierung des Sauerstoffanteils der Atemluft, z.B. plötzlicher Aufenthalt in größeren Höhen.
- Beimengungen von Gasen (z.B. Kohlenmonoxid) zur Atemluft führen zum verminderten Sauerstoffangebot.
- **In den oberen Luftwegen.** Krankhafte Veränderungen in der Nase, im Rachenraum, im Kehlkopf und in den Bronchien können zu Störungen des Gaswechsels führen:
  - entzündliche Erkrankungen, z.B. Grippe, Bronchitis
  - stenosierende bzw. verdrängende Prozesse, z.B. Struma, Geschwülste im Kehlkopf und in den Bronchien
  - allergische Erkrankungen, z.B. Asthma bronchiale
  - Fremdkörper
  - Ödeme der aryepiglottischen Falten, z.B. durch Insektenstich im Gaumen-Rachen-Raum
  - Verlegung der Atemwege, z.B. durch Zurückfallen der Zunge bei Bewusstlosigkeit.

Der Gaswechsel kann auch durch krankhafte Prozesse:

- der Atmungsmuskulatur
- des knöchernen Thorax
- der Pleura gestört sein.

In der Lunge (Alveolen, Interstitium)

- Alveolen können ganz oder teilweise durch ein entzündliches Exsudat, ein Ödem oder durch hyaline Membranen ausgefüllt oder ausgekleidet sein.
- Durch Flüssigkeitseinlagerungen bzw. durch Vermehrung des interstitiellen Bindegewebes können die Alveolarsepten verbreitert werden, sodass die Distanz zwischen Alveolarlichtung und Kapillaren verlängert wird und sich dadurch die Diffusion verschlechtert.
- Durch strukturelle Veränderungen des Interstitiums (Lungenemphysem) kann die alveoläre Austauschfläche und die Gesamtanzahl der Kapillaren reduziert werden, sodass für den Gasaustausch zwischen Alveolen und Blutgefäßen nicht mehr genügend Kapillaren zur Verfügung stehen.
- Durch Änderung der Viskosität des Blutes, z. B. durch Zunahme, kann es zur Verlangsamung der Blutstromgeschwindigkeit kommen und damit die Sauerstoffabgabe pro Zeiteinheit reduziert werden.

Im Kreislaufsystem

- örtliche Kreislaufstörungen in der Lunge (z. B. Lungeninfarkt nach Embolie)
- allgemeine Kreislaufstörungen
- Herzinsuffizienz
- Hyper- und Hypotonie
- Schock

Im Blut

- Anämie (z. B. hypochrome Anämie)
- Störungen der Sauerstoffbindungskapazität des Hämoglobins durch andere Stoffe (z. B. durch Kohlenmonoxid)
- Hämoglobinmangel (z. B. nach größeren Blutverlusten)

Im Gewebe

- Verlängerung der Diffusionsstrecke zwischen Kapillaren und Zellen (z. B. Ödem)
- Störungen der Zellmembran
- Veränderung der Anzahl und der Struktur von interzellulären Organellen (Mitochondrien)

In der Regulation der Atmung

- Verletzungen und Blutungen der Medulla oblongata – Hirnödem
- intrakranielle und zerebrale Blutungen
- Verletzungen des Rückenmarks im Halswirbelsäulen-Bereich.

5.3 Folgen des Sauerstoffmangels

Zu wenig Sauerstoff in der Atemluft, pathologische Veränderungen in den Atmungsorganen, Störungen des Gasaustausches in den Lungen führen zu einem verminderten Sauerstoffgehalt im Blut.

> Hypoxie bedeutet Sauerstoffmangel in der Zelle.

Die Hypoxämie und Störungen des Gasaustausches an der Zelle sind Ursachen für einen Sauerstoffmangel in der Zelle.

> Hypoxämie ist verminderter Sauerstoffgehalt des Blutes.

Ursachen können Hypoxämie und/oder Störungen des Gasaustausches an der Zelle sein.

Auf Grund der Hypoxämie und der Hypoxie kann es zu einer Störung der Zellatmung kommen. Diesen Zustand bezeichnet man als Hypoxidose.

> Eine Hypoxidose ist eine intrazelluläre Sauerstoffverwertungsstörung.

Formen der Hypoxidose:

- **hypoxische Hypoxidose.** Die biologische Oxydation ist durch Sauerstoffmangel in der Zelle behindert.
- **histotoxische Hypoxidose.** Die biologische Oxydation ist auf Grund von Vergiftungen der Atmungsenzyme oder anderer Veränderungen gestört, obwohl Sauerstoff in ausreichendem Maße vorhanden ist.
- **Hypoxidose infolge Substratmangels.** Die biologische Oxydation kann wegen des fehlenden Substrats (Fette, Kohlenhydrate, Eiweiße) nicht stattfinden, obwohl Sauerstoff in ausreichender Menge vorhanden ist.

Die Folgen der Hypoxidose sind abhängig von:

- der Dauer und der Stärke der Hypoxie
- der Empfindlichkeit der Zellen bzw. des Gewebes (Vulnerabilität der Zelle bzw. des Gewebes)
- vom Funktionszustand der Zelle bzw. des Organs.

Neben anderen strukturellen Veränderungen, wie z.B. der Verfettung, entsteht als Folge des Sauerstoffmangels die **Nekrose.**

Sauerstoffmangel in der perinatalen Periode sowie unzureichende Sauerstoffversorgung insbesondere bei Frühgeborenen kann schon nach kurzer Dauer infolge Hypoxidose zu schwerwiegenden Schäden am Gehirn (frühkindlicher Hirnschaden), aber auch zum Tode des Feten bzw. des Kindes führen.

Lernkontrolle

1. Was versteht man unter dem Begriff der Hypoxidose, welche Formen unterscheiden Sie?
2. Nennen Sie Ursachen für einen Sauerstoffmangel im Blut.
3. Nennen Sie Voraussetzungen der zellulären Sauerstoffversorgung.
4. Was verstehen Sie unter einer Hypoxämie?
5. Warum können Erkrankungen der Lunge zur Hypoxämie führen?

6 Entzündung

6.1 Einleitende Bemerkungen

Nahezu alle Lebewesen sind sporadisch und/oder permanent schädigenden Einwirkungen aus der Umwelt ausgesetzt. Um diesen wirkungsvoll begegnen zu können, hat der Organismus verschiedene Abwehrsysteme.

Man unterscheidet die **unspezifische** von der **spezifischen Abwehr**. Bei den Vertebraten (Wirbeltiere) beruht der spezifische Schutz auf einem Erkennungsmechanismus, der zwischen körpereigenem (selbst) und körperfremdem (nicht selbst) Material unterscheidet und entsprechend reagiert.

> Ohne diese Schutzmechanismen ist die Existenz und Entwicklung lebender Materie nicht möglich!

Diese unterschiedlichen Abwehrmechanismen dienen der Erhaltung der Individualität und werden durch das **Immunsystem** realisiert, wobei es sich dabei um ein **spezifisches Abwehrsystem** handelt.

Daneben gibt es noch unspezifische Abwehrmechanismen:

- unterschiedliche Konstitution (bestimmte Konstitutionstypen erkranken häufiger)
- mechanische Abwehrmechanismen (Epithelgewebe, Flimmerepithel, Schleim)
- chemische Abwehrmechanismen (Salzsäure des Magensaftes, Milchsäure der Vagina, saurer pH-Wert der Interzellularsubstanz)
- bakterielle Abwehrmechanismen (Bakterienflora des Darmes)
- Phagozytose (Aufnahme und Verdauung von Krankheitserregern und anderen Fremdstoffen durch Mikro- und Makrophagen).

Eine besondere Rolle im Komplex der Abwehrmechanismen spielt die Entzündung.

> Die Entzündung ist die stärkste unspezifische Abwehrreaktion des Organismus!

6.2 Entzündung

6.2.1 Wesen und Begriffsbestimmung

> Eine Entzündung ist die gesetzmäßige Folge der Einwirkung entzündungserregender Reize. Sie stellt sich dar als ein komplexer Reaktions-Regulations-Vorgang am Gefäßbindegewebsapparat – dem Histion- unter möglicher sekundärer Einbeziehung des umgebenden Parenchyms. Sie setzt sich zusammen:
> - aus alterativen Veränderungen, besonderen Störungen des Gewebschemismus und der Permeabilität
> - aus Durchblutungsstörungen mit Exsudation und Infiltration sowie aus proliferativen und resorptiven Vorgängen.

Die Entzündung, auch Inflammatio, war als Krankheitserscheinung schon der Medizin des

Altertums bekannt. Erstmalig wurde sie vor 2000 Jahren von Celsus beschrieben.

Bei der Entzündung handelt es sich um einen komplexen physiologischen Abwehrvorgang, der als Folge örtlich angreifender Reize zu einer Reaktion im gesamten Organismus führt. Der entzündungserregende Reiz wirkt dabei primär immer örtlich.

Der Wirkungsort ist das **Histion.**

> Ein Histion ist eine funktionelle Einheit und besteht aus einem Komplex von Bindegewebe mit den dazugehörenden Zellen, Fasern, Blutgefäßen, Nerven sowie dem entsprechenden interstitiellen Raum (s. **Abb. 6-1**).

Bei jeder Entzündung ist der gesamte Organismus in den Abwehrprozess mit einbezogen.

Kennzeichen der Entzündung

Bei jeder Entzündung lassen sich aufgrund biologischer, funktioneller und morphologischer Veränderungen bestimmte Symptome nachweisen, die gleichzeitig oder nacheinander festzustellen sind:

- **Rubor** (Rötung), wird durch die örtlichen Kreislaufstörungen (terminale Hyperämie) im Entzündungsgebiet hervorgerufen.
- **Calor** (Hitze), mit der örtlichen Kreislaufstörung ist auch eine Veränderung der Blutstromgeschwindigkeit verbunden. Daraus resultiert eine Störung des Wärmehaushalts, die außerdem noch durch den gestörten Stoffwechsel gefördert wird. Temperaturerhöhung ist aber auch als Fieber zu beobachten.
- **Dolor** (Schmerz), entsteht infolge der Kreislaufstörungen und durch bestimmte Stoffe, die bei der Entzündung wirksam sind.
- **Tumor** (Schwellung), entsteht durch Exsudation.
- **Functio laesa** (gestörte Funktion), resultiert aus komplexen Veränderungen (s. **Abb. 6-2**).

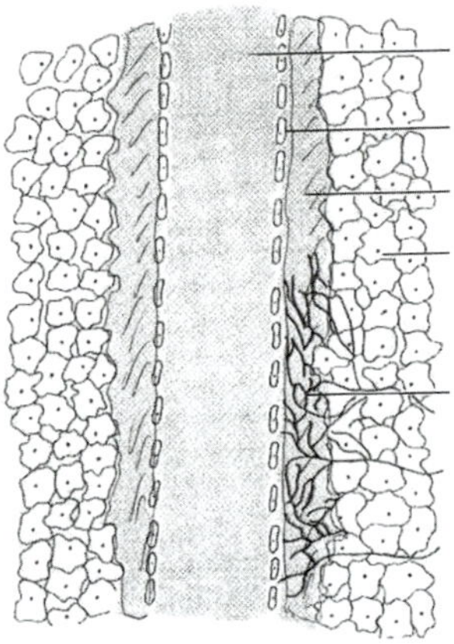

Abbildung 6-1: Aufbau eines Histions. Quelle: Meyer, 2014, S. 68.

Die Kennzeichnung einer Entzündung erfolgt durch das Anhängen der Endung „-itis“ an den Wortstamm des Ausgangsgewebes, -organs oder Organteiles.

Beispiele: Myokarditis, Bronchitis, Gastritis, aber für die Entzündung des Lungengewebes **Pneumonie.**

Entzündungserregende Reize können sein:

- Mikroorganismen verschiedener Art, z. B. Viren, Bakterien, Pilze
- Makroorganismen, z. B. Protozoen, Würmer
- exogene Toxine werden dem Organismus von außen zugeführt
- endogene Toxine, entstehen im Körper, z. B. Gewebszerfallsprodukte bei Geschwülsten
- chemische Substanzen, Säuren, Laugen
- mechanische Reize, Reibung, Druck
- thermische Reize, Hitze, Kälte, Infrarotstrahlung
- aktinische Reize, ultraviolette und Röntgen- sowie ionisierende Strahlen (s. **Abb. 6-3**).

6.2.2 Ablauf der Entzündung

Alle entzündungserregenden Ursachen wirken auf das Histion und lösen dort die Reizbeantwortung aus.

Parenchymstrukturen in der Umgebung des lokalen Entzündungsherdes sind **sekundär** mitbetroffen.

Durch die Wirkung entzündungserregender Reize entstehen bestimmte Substanzen (Medi-

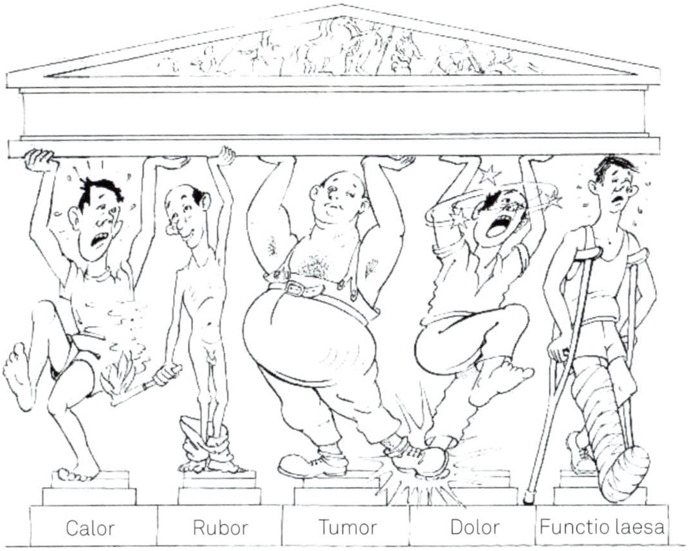

Abbildung 6-2: Kennzeichen der Entzündung. Quelle: Meyer, 2014, S. 68.

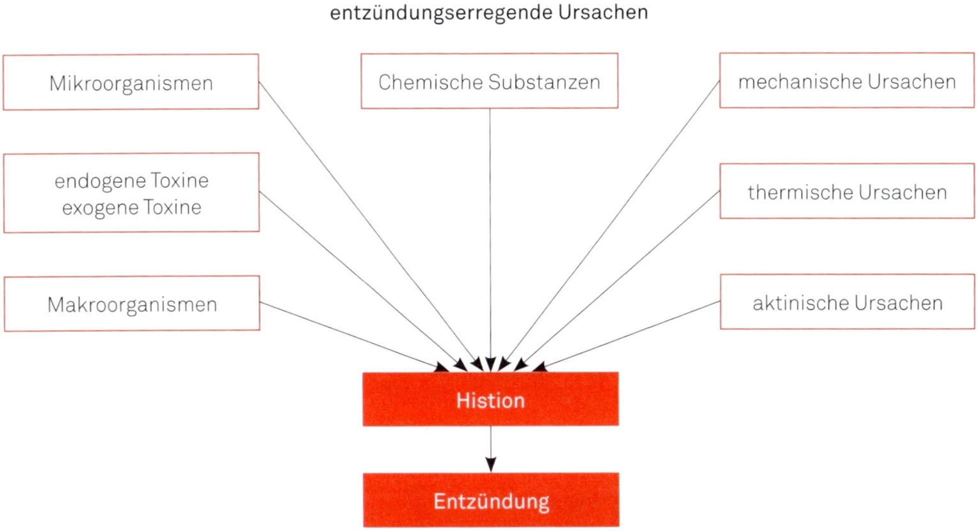

Abbildung 6-3: Ursachen der Entzündung. Quelle: Meyer, 2014, S. 69.

atoren), die für die Ausbildung der Entzündungen verantwortlich gemacht werden:

- Proteasen, z.B. Plasmin, Kallikrein
- Polypeptide, z.B. Leukotoxin, Kinine
- Amine, z.B. Histamin, Serotonin.

Diese Substanzen lösen in Kombination mit dem entzündungserregenden Reiz folgende Wirkungen aus:

- Veränderungen der Mikrozirkulation im Sinne einer terminalen Hyperämie
- Veränderungen der Permeabilität, d.h. gesteigerte Durchlässigkeit der Kapillaren für Blutflüssigkeit und Blutzellen
- Veränderungen des Gefäßbindegewebes, wodurch es zur Vermehrung der im Entzündungsbereich liegenden Zellen und Fasern kommt.

Die Entzündung verläuft in Phasen, wobei zwischen den einzelnen Phasen fließende Übergänge zu beobachten sind (s. **Abb. 6-4**).

Grad und Dauer der einzelnen Phasen hängen von der Art und der Intensität des entzündungserregenden Reizes sowie von Qualität und Quantität der Reaktion des Organismus ab.

Man unterscheidet drei Phasen:

- Phase der Alteration
- Phase der Durchblutungsstörung mit Exsudation
- Phase der Proliferation.

6.2.2.1 Phase der Alteration (auch alterative Phase)

Unter Alteration versteht man entzündlich bedingte Veränderungen des biochemischen Milieus im Bereich des Histion.

Die Phase der Alteration ist gekennzeichnet durch:

- Auftreten von verschiedenen biochemischen Mediatoren (z.B. biogene Amine, Proteasen, Komplement), die sowohl fermentativ als auch antigen wirken können
- Störung der Permeabilität im Bereich der Kapillaren durch vasoaktive Substanzen und damit Überleitung in die nächste Phase
- Aktivierung des Abwehrsystems des menschlichen Organismus.

Außerdem tritt eine verminderte Sauerstoffversorgung der Zellen auf. In dieser Phase werden die Grundlagen für nachfolgende Veränderungen gelegt.

6.2.2.2 Phase der Durchblutungsstörungen

Hierbei handelt es sich um eine terminale Hyperämie. Infolge der dabei entstehenden Hypoxie kommt es zu einer Schädigung der Kapillarwandzellen. Die Folge davon ist eine erhöhte Durchlässigkeit der Kapillarwand, die zur Exsudation führt.

Exsudation ist der Austritt von Blutbestandteilen (Plasma, Fibrin und bevorzugt Leukozyten) aus der terminalen Blutbahn.

6.2.2.3 Phase der Proliferation

Unter Proliferation versteht man eine durch den Organismus regulierte Neubildung mesenchymaler Zellen sowie zur Neubildung von Blutkapillaren. Durch diesen Vorgang werden bei der Entzündung entstandene Defekte (Nekrosen) durch Granulations- und Narbengewebe ersetzt, lediglich bei kleinherdigen Nekrosen kann der Ersatz auch durch organspezifisches Parenchym erfolgen.

Den vom Organismus kontrollierten und gesteuerten Vorgang der Neubildung von mesenchymalem Gewebe bezeichnet man als Proliferation.

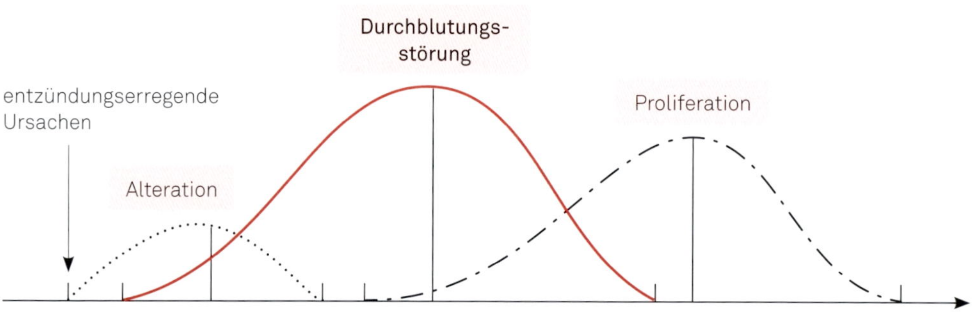

Abbildung 6-4: Phasen der Entzündung. Quelle: Meyer, 2014, S. 70.

6.2.3 Einteilung der Entzündung

Die Einteilung kann entsprechend der Zielfunktion nach verschiedenen Gesichtspunkten erfolgen (s. **Abb. 6-5**).

Einteilung nach dem klinischen Verlaufsbild

- akute Entzündung
- chronische Entzündung

Einteilung nach dem morphologischen Bild

- Unspezifische Entzündungen.
  Aus dem unterschiedlichen morphologischen Erscheinungsbild ist kein Rückschluss auf die Ursache möglich.
- Spezifische Entzündungen. Sie werden auch als besonders charakterisierte Entzündungen bzw. als infektiöse Granulome bezeichnet. Verschiedene entzündungserregende Ursachen rufen immer das gleiche morphologische Bild eines Granuloms hervor. Zu den häufigsten Ursachen zählen:
  - Erreger der Tuberkulose
  - Erreger der Syphilis
  - Erreger des Typhus
  - Erreger des Fleckfiebers.

Einteilung nach dem vorhandenen morphologischen Reaktionsprodukt

- alterative Entzündungen
- exsudative Entzündungen
- proliferative Entzündungen.

Bei allen drei Formen handelt es sich um typische Entzündungen, bei denen die entsprechende Phase besonders in den Vordergrund tritt. Der Häufigkeit nach haben die exsudativen Formen der Entzündung die größte Bedeutung. Ihr charakteristische Unterscheidung in seröse, schleimige, eitrige, fibrinöse, hamorrhagische und lymphoplasmazelluläre Varianten und die Formen eitriger Entzündungen als Abzess, Empyem, Phlegmome, Ulkus und Pustel veranschaulicht **Abbildung 6-6**.

6.2.4 Besonders charakterisierte Entzündungen

Diese Entzündungen sind durch qualitative Besonderheiten der Gewebsreaktion im Entzündungsgebiet gekennzeichnet und durch entsprechende morphologische Ausprägung charakterisiert. Sie werden eingeteilt in granulomatöse und allergische Entzündungen.

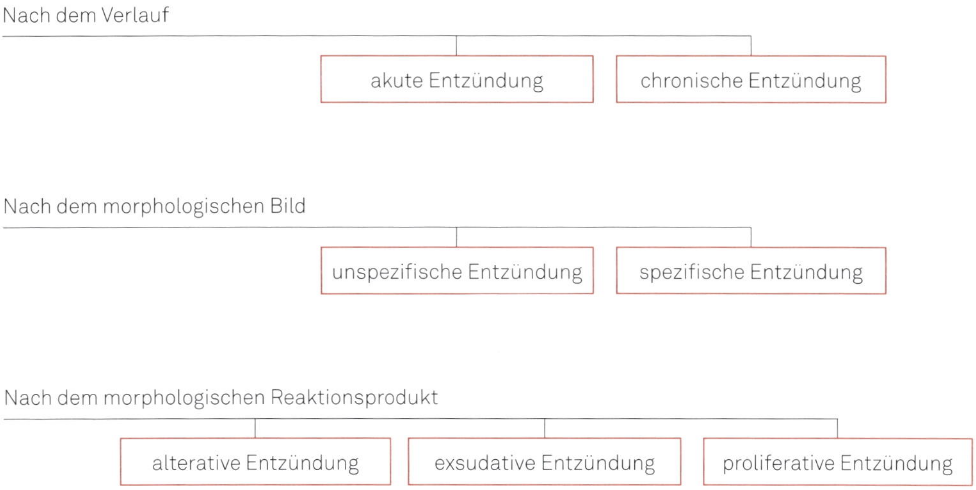

Abbildung 6-5: Einteilung der Entzündung. Quelle: Meyer, 2014, S. 71.

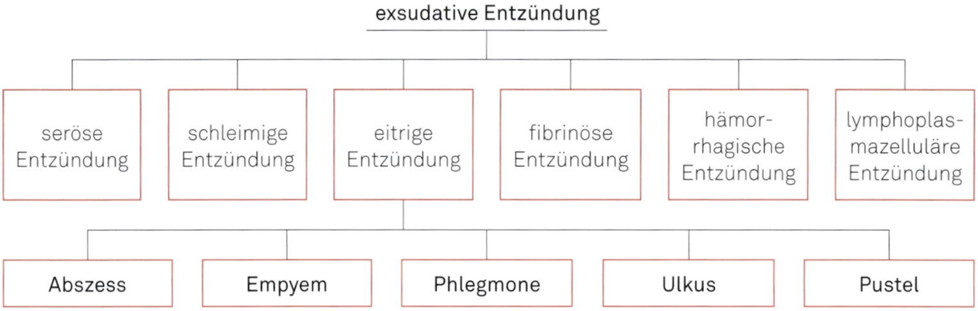

Abbildung 6-6: Einteilung der exsudativen Entzündung. Quelle: Meyer, 2014, S. 72.

> Unter einem Granulom versteht man ein besonders aufgebautes Granulationsgewebe.

Im Zentrum befindet sich eine mehr oder weniger große Nekrose. Um dieses Zentrum ordnen sich bei normaler Abwehr proliferierende Zellen des RHS (retikulohistiozytäres System); es handelt sich um unterschiedliche Zelltypen (z.B. Epitheloidzelle, verschiedenartige Riesenzellen), die aus Retikulumzellen entstehen.

In der Peripherie des Granuloms (s. **Abb. 6-7**) sammeln sich vorwiegend Lymphozyten an.

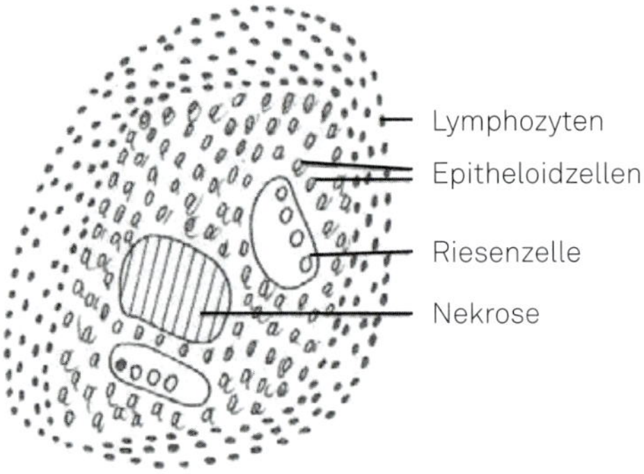

Abbildung 6-7: Aufbau eines Granuloms. Quelle: Meyer, 2014, S. 72.

6.3 Ausgänge der Entzündung

- Restitutio ad integrum (völlige Wiederherstellung des Normalzustandes)
- Narbenbildung
- chronische Entzündung
- Tod.

Lernkontrolle

1. An welcher Stelle greift der entzündungserregende Reiz an?
2. Welche Kreislaufstörungen kommen bei einer Entzündung vor?
3. Erklären Sie den Unterschied zwischen Abszess und Empyem.
4. Schildern Sie den Aufbau eines Tuberkels.
5. Was versteht man unter einer Exsudation?
6. Nennen Sie wesentliche Ursachen einer Entzündung.
7. Was verstehen Sie unter Alteration?
8. Was sind Mediatoren und welche Wirkung haben sie?
9. Warum kommt es nach einem Wespenstich zur Rötung, Schwellung und Schmerz?
10. Welche Abwehrsysteme stehen dem Organismus gegen schädigende Einflüsse aus der Umwelt zur Verfügung?

7 Protektive und pathogene Immunphänomene

7.1 Einleitende Bemerkungen und Wesen der Immunität

Die Individualität hochspezialisierter Lebewesen und die Erhaltung ihrer Gesundheit werden durch sehr unterschiedliche Abwehrmaßnahmen gewährleistet. Dabei spielt das Immunsystem eine entscheidende Rolle. Es besteht aus einem angeborenen (unspezifischen) und einem erworbenen (spezifischen) Teil. Die im Knochenmark entstandenen neutrophilen Granulozyten sind Hauptbestandteil des unspezifischen Abwehrsystems.

Die Bandbreite der Abwehrmaßnahmen reicht vom einfachen mechanischen Schutz, wie z. B. bei der Haut, über chemische Reaktionen, wie produzierten Schleim oder die Erzeugung eines bestimmten Gewebsmilieus, bis hin zu komplizierten und differenzierten Eiweißreaktionen.

Die zelluläre Grundlage der spezifischen Schutzmechanismen zur Erhaltung der Individualität und der Gesundheit des Menschen stellen spezifische Lymphozyten dar, die im menschlichen Organismus aus Lymphozyten-Stammzellen gebildet und als immunkompetente Zellen differenziert werden (s. **Abb. 7-1**).

Die Summe aller dieser während der Entwicklungsgeschichte der Lebewesen entstandenen Systeme bezeichnet man als protektive Immunphänomene. Sie dienen ausschließlich dem Schutz der Individualität der Lebewesen.

> Unter protektiven Immunphänomenen versteht man die Summe aller Maßnahmen, die der Erhaltung und dem Schutz der Individualität eines Lebewesens dienen.

Überforderungen, aber auch Erkrankungen unterschiedlicher Art können zur Störung dieser **protektiven Immunphänomene** führen und lösen dann fehlerhafte Abwehrrektionen aus.

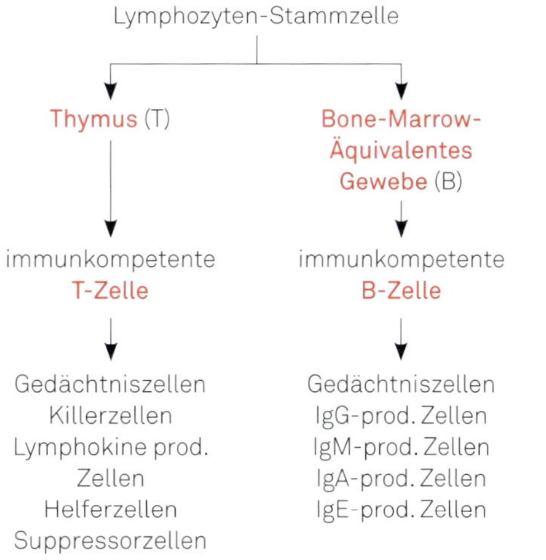

Abbildung 7-1: Entwicklung der T- und B-Lymphozyten. Quelle: Meyer, 2014, S. 75.

Derartige Veränderungen werden als pathogene Immunphänomene bezeichnet. Sie sind ihrem Charakter nach Krankheiten.

> Pathogene Immunphänomene sind Veränderungen, die statt der protektiven Wirkung zum Schutz und zum Erhalt der Individualität pathologische immunologische Reaktionen auslösen.

Im Ergebnis dieser pathogenen Immunphänomene verändert sich die Abwehr des Individuums, und es entsteht eine Allergie, obwohl es sich naturwissenschaftlich korrekt um eine Hyperergie handelt, da Allergie in der Übersetzung aus dem Altgriechischen „anders reagieren" bedeutet.

7.2 Protektive Immunphänomene

Die protektive Immunität erfolgt durch **Resistenz** und spezifische Immunantworten.

> Resistenz umfasst alle phylogenetisch erworbenen unspezifischen Maßnahmen der Abwehr.

Im Einzelnen gehören dazu:

- physikalische Maßnahmen (mechanischer Schutz durch Haut und Schleimhäute)
- chemische Maßnahmen (Veränderungen des Gewebsmilieus – saurer pH; Produktion spezieller Substanzen – Schleimproduktion in der Trachea)
- zelluläre Maßnahmen (Zerstörung von Infektionserregern durch Phagozytose oder durch Leukozyten).

Die spezifische Immunantwort beinhaltet folgende Maßnahmen:

- Antigene sind Eiweißstoffe, die vom Organismus als nicht selbst erkannt werden.
- Erkennung von Eiweißstoffen als körperfremd
- Einleitung adäquater Maßnahmen zur Vernichtung derartiger als „fremd" klassifizierter Eiweißstoffe
- Vernichtung durch spezialisierte Zellen und/oder durch humorale Reaktionen z. B. durch die Immunglobuline
- Antigene können exogener oder endogener Herkunft sein; auch Arzneimittel und Desinfektionsmittel könnten unter bestimmten Bedingungen als Antigene wirksam werden
- Sie bewirken eine spezifische Immunantwort. Diese wird durch die Determinanten hervorgerufen, das sind spezifische Gruppen im Antigenmolekül, die für die Reaktion mit dem Antikörper verantwortlich sind.
- Es sind Makromoleküle mit sehr unterschiedlichem Molekulargewicht
- Ihre chemische Struktur beeinflusst wesentlich ihre antigenen Eigenschaften. Infolge teilweisen Abbaus des Antigens durch Makrophagen (Phagozytose) erfolgt die Erkennung des antigenen Charakters.

> Stoffe, die eine immunologische Reaktion auslösen, werden als Antigene bezeichnet.

Bei **humoraler Immunität** erfolgt eine Informationsübertragung über die Spezifität auf die B-Lymphozyten (immunkompetente Zellen), die ihrerseits nach Umwandlung in Plasmazellen den spezifischen Antikörper bilden, der mit dem Antigen reagiert. Da dabei nicht alle immunkompetenten Zellen zu Plasmazellen transformiert werden, sind bei einem Antigen-Zweitkontakt Zellen vorhanden (Gedächtniszellen), die die Antikörperbildung übernehmen.

Bei **zellulärer Immunität** kommt es nach einem teilweisen Abbau durch Makrophagen (Phagozytose, die nicht sicher bewiesen ist) zu einer Reaktion der Antigene mit den T-Killer-Lymphozyten (cytotoxische T-Zellen) und zur Ausbildung einer Immunreaktion. Auch hier werden für einen Antigen-Zweitkontakt Gedächtniszellen bereitgestellt.

Das zu erwartende Ergebnis der Immunantwort ist eine protektive immunologische Reaktion, die einer Immunität entspricht.

> Antikörper, auch Immunglobuline genannt, sind Eiweißkörper, die unter dem Einfluss der Antigene entstehen und mit ihnen spezifisch reagieren.

Antikörper bestehen aus einem konstanten (C-Region) und einem variablen Teil (V-Region). Chemisch sind beide Glykoproteine mit einem Kohlenhydratanteil von 5 bis 15 %. Sie bauen sich aus mehreren durch Disulfidbrücken untereinander verbundenen Polypeptidketten auf. Sie kommen als schwere Ketten (heavy chains) und leichte Ketten (light chains) vor.

> Der variable Anteil ist der Ort der Antigenbindungsstelle.

Die C-Region ist für die Vermittlung biologischer Funktionen verantwortlich.

Man unterscheidet folgende Immunglobulinklassen: IgG, IgA, IgM, IgD, IgE (Hilfswort: GAMDE). Die Einteilung erfolgt nach der immunelektrophoretischen Anordnung der Präzipitationslinien.

Die Antigen-Antikörper-Reaktion kann von verschiedener Art sein:

- Agglutination, Präzipitation, Zusammenballung, Verklebung, Verklumpung.
- Gelöste Antigene werden durch homologe Antikörper (Präzipitine) als Komplex ausgefällt.
- Lysis. Auflösung von Bakterien, meist durch spezifische Antikörper (Lysine).
- Neutralisation. Eingedrungene Gifte werden mit Hilfe von im Körper immunologisch gebildeten Gegengiften unwirksam gemacht (s. **Abb. 7-2**).

7.3 Pathogene Immunphänomene

Tritt statt der erwarteten Immunität eine für den Organismus ungünstige Wirkung auf oder entstehen dabei sogar krankhafte Zustände, spricht man von einer **pathologischen immunologischen Reaktion** oder **Allergie,** auch Hypergie im Sinne einer Überempfindlichkeitsreaktion.

> Eine Allergie ist eine angeborene oder erworbene Änderung der Immunreaktion, die beim zweiten Kontakt mit einem Antigen zu einer pathologischen Immunantwort führen kann.

Derartige pathogene Immunphänomene können als Ergebnis einer Antigen-Antikörper-Reaktion, aber auch einer Antigen-Immunzellen-Reaktion entstehen.

Es ist nicht zwingend erforderlich, dass der Zweitkontakt mit einem Antigen derselben Art erfolgen muss.

Eine bestehende Allergie ist im Organismus nicht erkennbar, sondern kann nur durch die Reaktion auf Antigenwirkung erkannt und definiert werden. Man unterscheidet:

- pathogene Immunphänomene vom Soforttyp
- pathogene Immunphänomene vom Spättyp (s. **Abb. 7-3**).

7.3.1 Pathogene Immunphänomene vom Soforttyp

Pathogene Immunphänomene von Soforttyp sind durch das Vorhandensein spezifischer Antikörper bedingt. Die pathogenen Phänomene werden erst durch einen Zweitkontakt mit einem Antigen verursacht.

Für das Zustandekommen von pathogenen Immunphänomenen vom Soforttyp müssen folgende Bedingungen erfüllt sein:

- das Antigen muss die Bildung spezifischer Antikörper hervorrufen, die zur Sensibilisie-

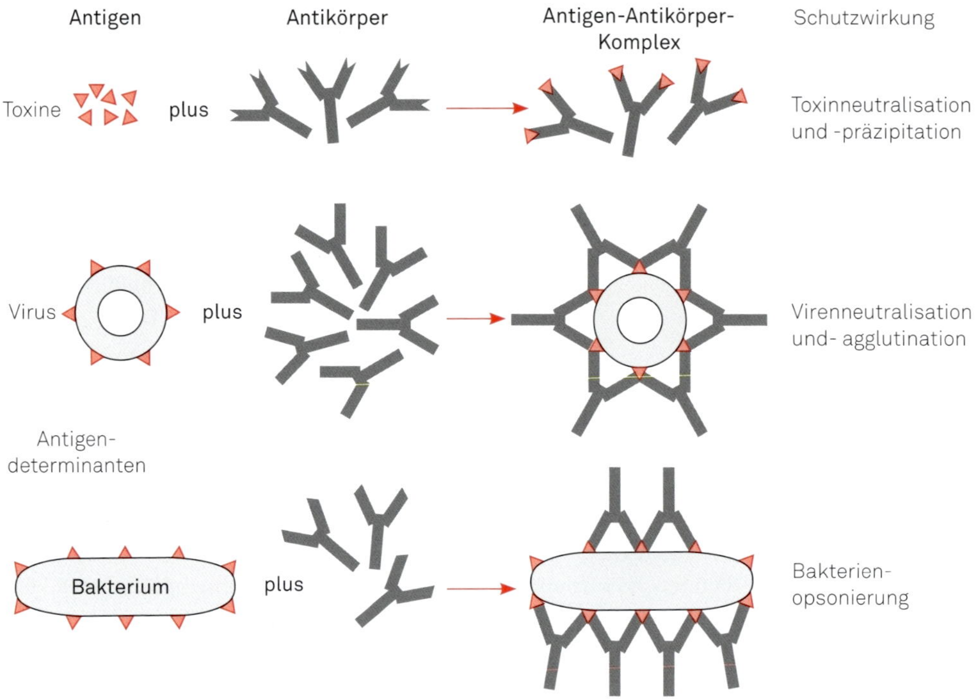

Abbildung 7-2: Protektive Wirkung der Antikörper. Quelle: Meyer, 2014, S. 77.

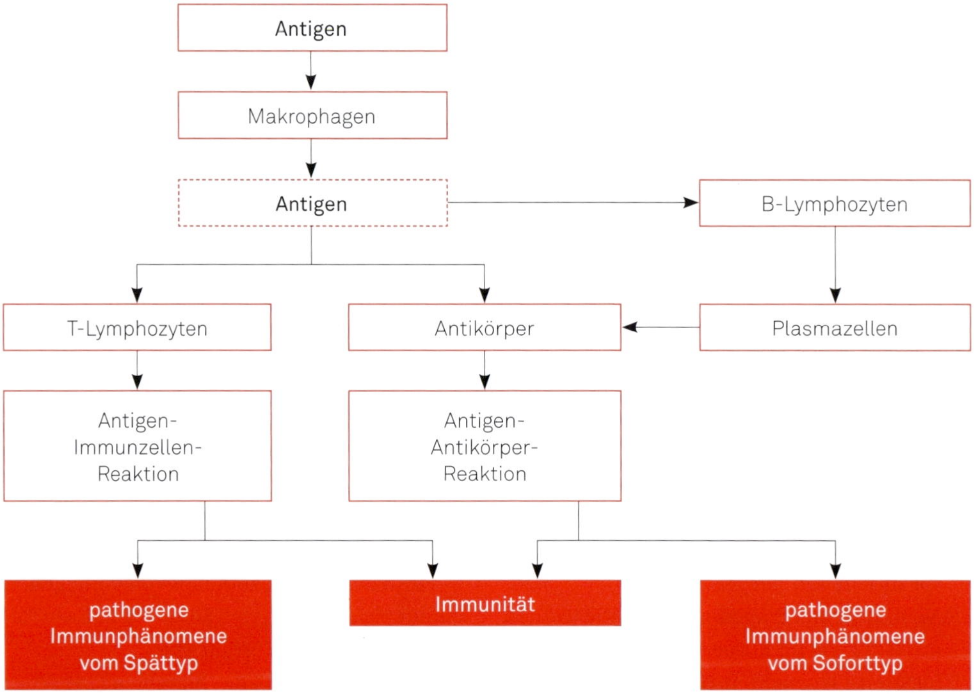

Abbildung 7-3: Möglichkeiten der Antigenabwehr. Quelle: Meyer, 2014, S. 78.

rung (Empfindlichmachung) des Organismus führen
- zur Bildung einer ausreichenden Menge derartiger Antikörper ist eine bestimmte Zeit, die als Latenzzeit bezeichnet wird, notwendig
- die pathogene Reaktion kann nur ausgelöst werden, wenn bei Vorhandensein einer ausreichenden Menge spezifischer Antikörper ein Antigen wirkt, das in seiner Spezifität voll dem ersten Antigen entspricht.

Bei der Entstehung pathogener Immunphänomene vom Soforttyp können drei Phasen unterschieden werden:
1. Spezifische Phase. Sie wird durch die Bildung des spezifischen Antikörpers eingeleitet. Nach erneuter Zufuhr des gleichen Antigens kommt es zur Reaktion mit den Antikörpern, womit die Überempfindlichkeit eingeleitet wir
2. Unspezifische Phase. Durch die Antigen-Antikörper-Reaktion entstehen biochemisch wirksame Substanzen, die zu bestimmten Symptomen führen. Es handelt sich um Überträgerstoffe oder Mediatoren, wie Histamin, Serotonin und proteolytische Enzyme.
3. Phase der Auswirkungen. Die in den ersten beiden Phasen auftretenden Veränderungen werden im Gewebe nachweisbar und führen zur Krankheit.

Man unterscheidet folgende Reaktionstypen:
- Typ I: **Anaphylaktische Reaktion.** Aufgrund ihrer immunologischen Besonderheiten in den ersten beiden Phasen tritt sie sehr schnell (in Sekunden bis Minuten) auf und ist durch exsudative Vorgänge an der terminalen Strombahn, Kontraktionen der glatten Muskulatur und gesteigerte Sekretbildung der exokrinen Drüsen gekennzeichnet. Die anaphylaktische Reaktion kann generalisiert oder lokal verlaufen. Klinisch erkennbare Erkrankungen können sein: Heuschnupfen, Asthma, Arzneimittelallergien und der anaphylaktische Schock mit Organ- und -Kreislaufversagen.
- Typ II: **Zytotoxische Reaktion.** Durch die Antigen-Antikörper-Reaktion und durch die Mitwirkung von Mediatoren kommt es zu Zellschädigungen und Zelluntergängen. Bei den Antigenen handelt es sich um Zellen verschiedener Herkunft. Das durch sie hervorgerufene morphologische Bild ist unterschiedlich (Thrombozytopenie, Agranulozytose, Transfusionszwischenfälle).
- Typ III: **Antigen-Antikörper-Komplex-Reaktion** (Immunkomplexreaktion).

Voraussetzung ist das Vorhandensein von im Blut zirkulierenden Antigen-Antikörper-Komplexen, die an bestimmten Stellen, z. B. in der Niere (Basalmembran des Glomerulus), abgelagert werden können und die Fähigkeit zur Präzipitation besitzen (Vaskulitis, Alveolitis).

7.3.2 Pathogene Immunphänomene vom Spättyp

Diese spezifische Überempfindlichkeit (verzögerte Allergie) entsteht durch die aktive Einwirkung von Antigen und führt zur Bildung spezifischer Immunzellen. Sie tritt erst nach einer bestimmten Zeit auf, wenn genügend spezifische Immunzellen am Reaktionsort vorhanden sind, wobei ein Zweitkontakt mit dem Antigen nicht unbedingt erforderlich ist. Die Symptome der Reaktion sind einheitlicher. Es kommt durch Zellinfiltration zur spezifischen Entzündung. Die Reaktionen des Spättyps laufen in 2 Phasen ab:
- spezifische Phase: in dieser Phase entstehen die spezifischen Immunzellen
- unspezifische Phase: es kommt zu morphologisch und/oder funktionell erfassbaren Veränderungen auf Grund der Antigen-Immunzellen-Reaktion.

Im Ergebnis einer gestörten Immunabwehr können auftreten:
- **Autoimmunerkrankungen**, z. B. Diabetes Typ I, Morbus Crohn, Lupus erythematodes, Colitis ulcerosa, Hashimoto Thyreoiditis. Es

handelt sich um eine Erkrankung unbekannter Ätiologie, wobei immunkomplexinduzierte Zell- und/oder Gewebeschäden in verschiedenen Organen auftreten können und damit den Verlauf der Erkrankung prägen.
- **Immunmangelsyndrome.** Sie können als primäre oder sekundäre Form auftreten. Das bekannteste Immunmangelsyndrom ist AIDS (acquired immune deficiency syndrom). Von dieser Erkrankung weiß man, dass sie durch Retroviren ausgelöst wird, wobei diese die T-Helferzellen zerstören und damit die immunologische Balance derart beeinflussen, dass eine verminderte Resistenz opportunistischer Keime entsteht, die letztlich zum Tode führen können.

7.4 Bedeutung der Immunphänomene für Diagnostik, Therapie und Prophylaxe

Die unterschiedlichen immunologischen Reaktionen können zu folgenden Ergebnissen führen:
- Normergie: normaler, protektiver Ablauf der Reaktion mit Erreichen der Immunität
- Allergie (Hyperergie): pathogene Reaktion auf der Grundlage einer Überempfindlichkeit

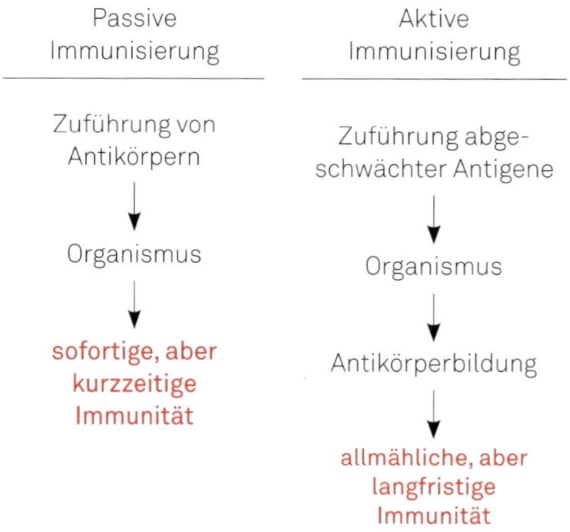

Abbildung 7-4: Formen der Immunisierung (Impfung). Quelle: Meyer, 2014, S. 80.

- Anergie: Fehlen einer immunologischen Reaktion.

Die Kenntnisse über die Antigen-Antikörper-Reaktion haben es möglich gemacht, derartige Reaktionen außerhalb des Körpers nach Gewinnung der notwendigen Substanzen durchzuführen und für die Diagnose, Therapie und Prophylaxe zu nutzen.

Beispiele:
- Prüfung der Agglutination zur Bestimmung von Blutgruppen
- Prüfung der Lysis zur Bestimmung des Antistreptolysintiters
- Prüfung der Präzipitation zur Anwendung bei der Meinicke-Reaktion
- Durchführung von Impfungen mit Antigen bzw. Antikörper.

Nach der Art der durchgeführten Impfung erreicht man eine aktive und/oder passive Immunisierung.

Lernkontrolle

1. Aus welchen Zellen entstehen alle Immunzellen?
2. Welche Rolle spielen die Makrophagen bei der immunologischen Reaktion?
3. Was ist ein Antigen?
4. Worin besteht der Unterschied zwischen passiver und aktiver Immunisierung?
5. Wie kann der Organismus auf Antigenzufuhr reagieren?
6. Was verstehen Sie unter Immunität?
7. Nennen Sie eine Erkrankung, die unter pathogenen Immunphänomen des Spättyps eingeordnet werden kann.

8 Ödeme

8.1 Definition der Ödeme

Unter einem Ödem versteht man eine vermehrte Flüssigkeitsansammlung im extrakapillären Raum.

Ödeme sind das Ergebnis von Bilanzstörungen des Wasserhaushaltes, an bestimmten Stellen des Organismus ist mehr Flüssigkeit vorhanden, als der Norm entspricht. Diese Stellen befinden sich ausschließlich extrakapillär, sodass diese vermehrt vorhandene Flüssigkeit sowohl extra- als auch intrazellulär nachzuweisen ist. Flüssigkeitsansammlungen in anatomischen Höhlen bezeichnet man als Hydrops.

Die Ursachen dieser Bilanzstörung sind vielfältig, im Ergebnis entsteht entweder ein **Transsudat** oder ein **Exsudat**.

8.2 Einteilung der Ödeme

Hämodynamisches, Stauungs- oder kardiales Ödem

Durch eine Herzinsuffizienz ist der Blutdruck im venösen Teil der terminalen Strombahn höher als der kolloidosmotische Druck. Der dadurch verminderte Rückstrom der Flüssigkeit in das Blutgefäß führt zu einer sich vergrößernden Flüssigkeitsansammlung im Gewebe (Transudat – eiweißarme Flüssigkeit, spezifisches Gewicht < 1015; Exsudat < 1015).

Ursächlich spielt hier auch die Hypoxidose der Kapillarwandzellen eine große Rolle, da dadurch eine erhöhte Permeabilität auftritt.

Onkotisches Ödem

Wird auch als hypoproteinämisches Ödem, Hunger- oder Mangelödem bezeichnet. Verminderung der Bluteiweiße (besonders der Albumine) führt zu einer Senkung des kolloidosmotischen Druckes, wobei der Blutdruck im Normbereich verbleibt. Dadurch erfolgt ein ungenügender Rücktransport der im Gewebe vorhandenen Flüssigkeit. Diese Form des Ödems tritt auf:

- bei Hunger
- bei erhöhter Albuminausscheidung infolge Nierenerkrankungen (renales Ödem)
- bei verminderter Albuminproduktion infolge eines Leberschadens.
- Bei der intrahepatisch bedingten portalen Hypertonie entsteht auf diese Weise der Aszites.

Entzündliches Ödem

Aufgrund der toxischen Wirkung der entzündungserregenden Reize und/oder des Einflusses der bei der Entzündung entstehenden Substanzen (z. B. Histamin, Serotonin) auf die Kapillaren kommt es zu einer erhöhten Permeabilität und damit zu einem vermehrten Flüssigkeitsaustritt, es handelt sich um eine Exsudation.

Chemisch-toxisches Ödem
Verschiedene Gifte und chemische Substanzen wirken ebenfalls auf die Gefäßwand und rufen eine Erhöhung der Permeabilität hervor. Solche Substanzen sind z.B.: harnpflichtige Substanzen (Harnstoff bei der Urämie), chemische Gifte.

Allergisches oder angioneurotisches Ödem
Durch Störung des Zusammenwirkens der Gefäßnerven in der terminalen Strombahn wird ein erhöhter Flüssigkeitsaustritt verursacht. Dies wird sowohl durch allergische Reaktionen, z.B. Stimmbandödem nach Insektenstich, als auch durch Überempfindlichkeit gegen bestimmte Substanzen ausgelöst.

8.3 Ursachen der Ödeme

Es werden nur grundsätzliche Ursachenmöglichkeiten für ihre Entstehung benannt (s. **Abb 8-1**):

- Störungen der Durchlässigkeit der Gefäßwand in der terminalen Strombahn, d.h. gesteigerte Permeabilität.
- Erhöhter Blutdruck in der terminalen Strombahn und damit Störung des Flüssigkeitsaustausches mit erhöhtem Flüssigkeitsgehalt im Gewebe
- verminderter Bluteiweißgehalt (verminderter kolloidosmotischer Druck), sodass in der terminalen Strombahn keine ausreichende Menge an Flüssigkeit gebunden werden kann und es zur vermehrten Einlagerung in das Gewebe kommt
- Störung des Zusammenspiels der Gefäßnerven.

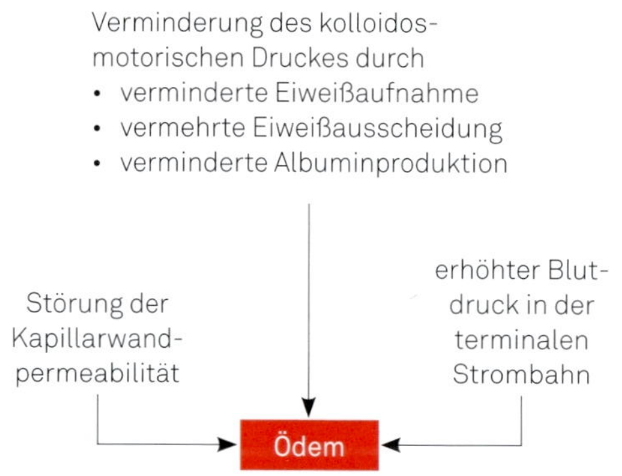

Abbildung 8-1: Entstehung eines Ödems

8.4 Folgen der Ödeme

> Ödeme sind nicht ungefährlich und können durch ihre Lokalisation lebensbedrohlich sein.

Die Folgen sind abhängig von der Lokalisation und Zeitdauer.

> Hirnödem – Tod durch Druck auf lebenswichtige Zentren (z.B. Atemzentrum)
> Ödem der aryepiglottischen Falten – Erstickung.

Besteht ein Ödem längere Zeit, so kann es durch Organisation (reparative Regeneration) zur Vermehrung von Bindegewebe und somit zu Verhärtung und Funktionseinschränkung des Gewebes bzw. des Organs kommen (z.B. chronische Lungenstauung).

Lernkontrolle

1. Was verstehen Sie unter einem Transsudat?
2. Wie können Ödeme im Bereich der Unterschenkel entstehen?
3. Beschreiben Sie ein onkotisches Ödem.

9 Pathologie der Therapie

9.1 Einleitende Bemerkungen

> Unter Pathologie der Therapie werden alle jene morphologischen Veränderungen verstanden, die durch therapeutische Maßnahmen entstehen.

Die Fortschritte der modernen Diagnostik und Therapie beinhalten auch neue Probleme. Unerwünschte Nebenwirkungen können unmittelbar oder zu einem späteren Zeitpunkt auftreten. So ist es nur konsequent, dass solche Veränderungen durch das Methodenspektrum der Pathologie erfasst und dokumentiert werden.

Im Einzelnen handelt es sich um:

- die durch die Therapie bedingten morphologischen Veränderungen. Diese sind demzufolge vielfältig und umfassen das gesamte Spektrum der Pathologie
- jene pathologischen Veränderungen, die durch fehlerhafte Therapie entstehen können.

Formen und Möglichkeiten
Prinzipiell sind zwei Möglichkeiten der Entstehung derartiger therapiebedingter Veränderungen möglich:

- akut auftretende Veränderungen, zumeist unmittelbar nach Beginn der Therapie zu beobachten und in ihrem Verlauf durch dramatische Situationen wie Reaktion des gesamten Organismus gekennzeichnet, beispielsweise anaphylaktische Reaktionen oder Graft-Versus-Reaktionen nach Organ- bzw. Gewebetransplantationen
- chronisch auftretende Veränderungen, zumeist lange nach Therapiebeginn auftretende Veränderungen, die sich allmählich bemerkbar machen, beispielsweise Nierenveränderungen im Sinne einer Nephrose nach Langzeittherapie mit Phenacetin oder Blutgefäßveränderungen nach Organtransplantation.

Nach einer Strahlentherapie kann es zu Vernarbungen und Strikturen sowie in seltenen Fällen auch zur Entstehung einer Neoplasie kommen; exakte Strahlungsplanung und Dosierung verhindern das aber fast vollständig.

9.2 Transplantationspathologie

Der Erfolg der Transplantation als letzte therapeutische Konsequenz in ansonsten kurativ hoffnungslosen Fällen ist ganz entscheidend von der immunologisch richtigen Auswahl zwischen Spender und Empfänger einerseits und der therapeutischen Beherrschung des an sich unlösbaren Widerspruchs der protektiven Immunphänomene andererseits abhängig.

Transplantation ist die Übertragung von aus ihrer natürlichen Umgebung entfernten lebenden Organen, Organteilen und Geweben an eine andere Stelle im Organismus oder in einen fremden Organismus.

Der therapeutische Erfolg der Transplantation hängt sowohl von der möglichst weitgehenden Übereinstimmung der immunologischen Komponente, der sogenannten **Histokompatibilität**, ab als auch von der ausreichenden therapeutischen Unterdrückung der protektiven Immunphänomene des Empfängers.

Aufgrund der ständigen immunologischen Auseinandersetzung zwischen dem Transplantat (vom Organismus als fremd erkanntes Eiweiß) und dem Empfänger ist selbst bei erfolgreichen Organtransplantationen das Auftreten pathogener Immunphänomene nicht zu vermeiden.

Diese Episoden bezeichnet man als Abstoßung bzw. **Rejektionen**.

Rejektionen sind unterschiedlich strukturierte und zu unterschiedlichen Zeiten auftretende pathogene Immunphänomene.

Nach dem zeitlichen Verlauf der nach Transplantationen auftretenden pathogenen Immunphänomene (Rejektionen) unterscheidet man:

- hyperakute Rejektionen
- akute Rejektionen
- chronische Rejektionen
- Graft-versus-Host-Reaktion.

Bei der hyperakuten Rejektion kommt es unmittelbar nach der Herstellung der Blutgefäßverbindung zwischen dem Spenderorgan und dem Empfänger zu einer irreversiblen Schädigung des Allotransplantates. Sie führt in jedem Fall zum Verlust des Spenderorgans.

Die akute Rejektion führt innerhalb der ersten Tage nach der Transplantation erstmalig zu einer zumeist T-Zell-vermittelten Immunreaktion, es handelt sich um eine zellgebundene Immunreaktion.

Bei der chronischen Rejektion handelt es sich um einen allmählich auftretenden immunologischen Prozess, der sich an den Blutgefäßen, insbesondere der terminalen Strombahn, abspielt und die Entstehung einer Transplantatvaskulopathie bewirkt (s. **Abb. 9-1**).

Gegenwärtig ist die chronische Rejektion die häufigste Ursache für das Transplantatversagen.

Bei der Graft-versus-Host-Reaktion lösen sich immunkompetente Zellen aus dem Spenderorgan, es handelt sich dabei um T-Zellen, im Empfängerorganismus an vielen Stellen zytotoxische Reaktionen aus, die insbesondere Epithelzellen der Haut, der Darmschleimhaut und der Leber vernichten und so ein lebensgefährliches Multiorganversagen hervorrufen.

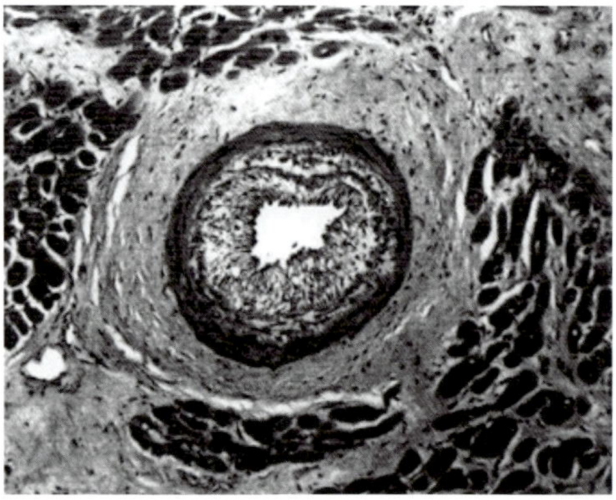

Abbildung 9-1: Transplantatvaskulopathie einer Koronararterie. Quelle: Meyer, 2014, S. 84.

10
Pathologie des Schmerzes

10.1 Einleitende Bemerkungen

Schmerz ist eine unangenehme subjektive Sinneswahrnehmung!

Schmerzwahrnehmungen sind Alarmzeichen des Organismus, dass ein oder mehrere Funktionssysteme entscheidend gestört sind. Diese Wahrnehmung ist subjektiv und wird individuell unterschiedlich empfunden. Die Schmerzwahrnehmung ist gegenwärtig nicht objektiv messbar.

Schmerz ist eine für das Überleben von Mehrzellern obligatorische Lebenserscheinung.

Schmerz ist an das Vorhandensein struktureller Grundlagen (Nerven, zerebrales Schmerzzentrum) gebunden. Die Wahrnehmung von Schmerzen ist immer Ausdruck einer Zell- und/oder Gewebsschädigung, obwohl diese bisher nicht immer diagnostizierbar ist.

10.2 Definition: Schmerz

Schmerz ist ein unangenehmes Sinnes- und Gefühlserlebnis, das mit aktuellen oder potentiellen Gewebsschädigungen verknüpft ist.
(Definition der International Association for the study of Pain – IASP)

Kommentar

Diese Definition zeigt Übereinstimmung in folgenden Punkten:

1. Schmerzwahrnehmung ist ein subjektives Ereignis mit allen damit verbundenen Konsequenzen.
2. Der Schmerzwahrnehmung geht eine Gewebsschädigung voraus, deren Charakter bisher nicht präzise zu erfassen ist.

10.3 Formen des Schmerzes

Beim Schmerz handelt es sich um ein subjektives Phänomen, das vom Patienten wahrgenommen wird, aber nicht messbar ist. Aus diesem Grunde ist es am Beginn der Diagnostik und damit der Therapie erforderlich, eine subtile Befragung des Patienten vorzunehmen, damit minimal folgende Fakten vorliegen:

- Verhandensein von Schmerzen – *Haben Sie irgendwelche Schmerzen?*
- Angabe der befallenen Körper- und/oder Organregion – *Wo tut es Ihnen weh?*
- Erfassung des Zeitmusters des Auftretens und der Dauer des Schmerzes – *Wie lange tut es Ihnen weh?*
- Erfassung des Schweregrades der Schmerzwahrnehmung – *Wie stark tut es Ihnen weh? (VAS)*
- Erfassung der Qualität des Schmerzes – *Wie fühlt sich der Schmerz an?*

- Erfassung der Schmerzfolgen – *Wie wirken sich Ihre Schmerzen auf ihren Alltag aus (Bewegung, Schlaf, Appetit)? – Wie reagieren die Menschen um Sie herum auf Ihre Schmerzen?*
- Erfassung des Schmerzmanagements – *Haben Sie Medikamente gegen Schmerz eingenommen?*

Im Ergebnis der Bewertung dieser anamnestischen Befragung ist es dann möglich, den Schmerz einzuteilen:

1. Nozirezeptorenschmerz – Schmerzwahrnehmung, die durch Erregung der Schmerzsensoren ausgelöst werden
2. Neuropathische Schmerzen – Schmerzwahrnehmungen, die durch Irritationen von peripheren oder zentralen Nerven ausgelöst werden
3. Schmerzen infolge funktioneller Störungen
4. Somatotrope Schmerzen – Schmerzwahrnehmungen ohne wahrnehmbare bzw. nachweisbare Gewebsschädigung.

10.4 Ursachen für die Entstehung des Schmerzes

Die Ursachen, die zur Entstehung von Schmerzen führen, sind ausgesprochen vielfältig und damit auch sehr unterschiedlich.

Allen Ursachen gemeinsam ist, dass sie potenzielle oder faktische Gewebeschäden verursachen.

Das bedeutet, dass jede krankhafte Veränderung, die in den einzelnen Kapiteln vorgestellt wurden, auch zu Schmerzen führen kann.

Die gegenwärtige Situation bei der Analyse von Schmerzwahrnehmungen ist dadurch gekennzeichnet, dass es nicht möglich ist, für jeden Schmerz eine strukturelle Ursache nachzuweisen.

10.5 Wahrnehmung des Schmerzes (Nozizeption)

Die Schmerzwahrnehmung beschreibt, wie der Körper gewebeschädigende oder potenziell gewebeschädigende Reize aufnimmt, weiterleitet und im Gehirn verarbeitet. Sie wird auch als *Nozizeption* bezeichnet. Die an der Schmerzwahrnehmung beteiligten Prozesse lassen sich mit Hilfe des *nozizeptiven Systems* beschreiben und veranschaulichen (**Abb. 10-1**).

Vereinfacht lassen sich die Vorgänge im nozizeptiven System wie folgt beschreiben. Durch einen gewebeschädigenden Reiz (Noxe) werden im peripheren Gewebe schmerzerzeugende Substanzen (Mediatoren) gebildet und freigesetzt. Diese reizen Empfängerzellen für Schmerzreize (Nozizeptoren), woraufhin der chemische in einen elektrischen Reiz umgewandelt (Transformation) und weitergeleitet wird. Die Fortleitung (Konduktion) des Schmerzreizes erfolgt mittels schnell leitender, markhaltiger Aδ-Nervenfasern und langsam leitender, markloser C-Fasern. Diese Fasern enden im Hinterhorn des Rückenmarks und schütten bei Erregung Botenstoffe für Nervenreize (Neurotransmitter) aus. Diese Botenstoffe docken an Empfängerzellen (Rezeptoren) im Hinterhorn des Rückenmarks an und lösen wiederum einen elektrischen Reiz (Aktionspotential) aus, der über das Rückenmark zu schmerzverarbeitenden Zentren im Gehirn (Thalamus und Großhirnrinde = Cortex) übertragen wird (spinale Transmission) und dort als Schmerzreiz wahrgenommen wird (kortikale Perzeption).

Starke und dauerhaft einwirkende Schmerzreize machen Nervenzellen des nozizeptiven Systems in der Peripherie empfindlicher (periphere Sensibilisierung) und die betroffenen Menschen überempfindlich gegenüber Schmerzen (Hyperalgesie). Dieser Prozess wird dadurch verstärkt, dass sogenannte Neuropeptide durch C-Fasern ausgeschüttet werden und zu Nervenentzündungen führen. Auch auf der Ebene des Rückenmarks kann es zu funktionellen oder strukturellen Veränderungen kommen, die

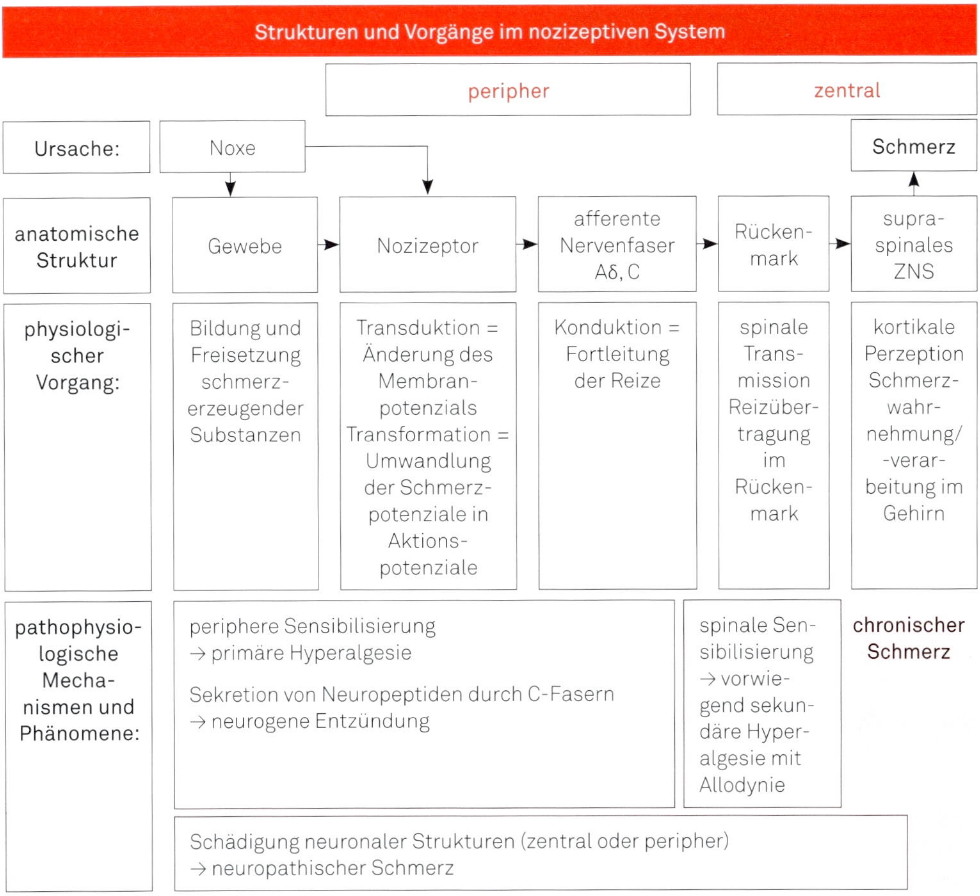

Abbildung 10-1: Das nozizeptive System (modifiziert nach grafikramer.de, 2006)

dazu führen, dass die Schmerzempfindlichkeit steigt (Hyperalgesie) und dass normalerweise nicht schmerzhafte Reize starke Schmerzen auslösen (Allodynie). Neben diesen nozizeptiven Schmerzen können zentrale (z.B. Apoplex) oder periphere (z.B. Herpes Zoster) Schädigungen von neuronalen Strukturen sogenannte neuropathische Schmerzen hervorrufen. Halten diese Reizungen stark und dauerhaft kann, dann kommt es zu chronischen Schmerzen.

10.6 Folgen des Schmerzes

Jede Art von Schmerz ist mit dem Begriff der Gesundheit unvereinbar, sodass durch den Schmerz Zustände entstehen, die der Definition von Krankheit entsprechen. Hinsichtlich der Schmerzfolgen ist darauf zu achten, wie sich der (chronische) Schmerz auf die verschiedenen Dimensionen des Schmerzes (s. **Abb. 10-2**) auswirkt, wie das Befinden, die Einstellungen (Kognitionen), das Leiden, das Schmerzerhalten und das alltägliche Funktionieren. Direkte Folgen sind insbesondere an den Aktivitäten Appetit, Bewegung, Schlaf und den Emotionen (Angst, Wut) ablesbar sowie sind aus Reaktionen der Menschen in der Umgebung ersichtlich.

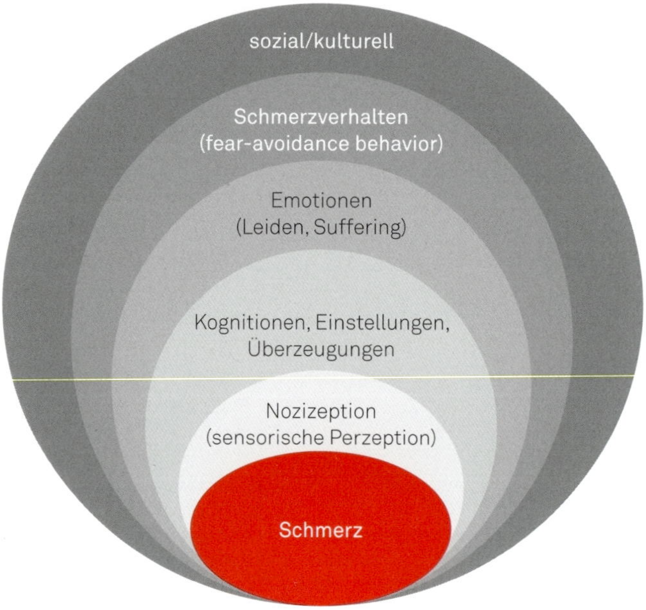

Abbildung 10-2: Dimensionen des Schmerzes. Quelle: Colvin & Fallon, 2013, S. 13.

11 Langlebigkeit und Pathologie

11.1 Einleitende Bemerkungen

Langlebigkeit ist essentielle Voraussetzung für biologisches Altern, deshalb ist die Kenntnis der Prozesse der Biologie und auch der Pathologie der Langlebigkeit entscheidende Bedingung dafür, die Prozesse des Altern als obligaten Vorgang jeder belebten Materie verstehen und beeinflussen zu können.

Das Erscheinungsbild des älteren, alten und sehr alten Menschen ist allgemein bekannt.

Eine ausführliche Begriffsbestimmung des Alters und damit auch des Alterns ist schwierig.

Eine umfassende Analyse der formalen und kausalen Pathogenese des Alterns liegt bisher nicht vor. Das fragmentarische Wissen ist oft Anlass für gewagte Spekulationen.

Tatsache ist, dass die Nutzung der Erkenntnisse der medizinischen Wissenschaft zu einer ständigen Erhöhung der Lebenserwartung, zumindest in Regionen mit gehobenem Lebensstandard, geführt hat und damit der Anteil alter Menschen ständig größer wird.

Ursachen dafür sind:
- verbesserte hygienische Bedingungen
- erfolgreiche Bekämpfung der tödlichen Infektionskrankheiten
- ständige Verbesserung der Arbeits- und Lebensbedingungen
- bessere Ernährung
- verbesserte medizinische Betreuung.

Gegenwärtig beträgt die mittlere Lebenserwartung eines Neugeborenen zwischen 75 und 80 Jahren. Es ist zu erwarten, dass sie sich in den nächsten Jahren weiter erhöhen wird (s. **Tab. 11-1**).

Derzeitig befinden sich in Deutschland mehr als 20 % der Bevölkerung im Rentenalter. Dieser Anteil wird weiter steigen.

Diese Tatsachen zwingen zu einer stärkeren Beschäftigung mit den biologischen Vorgängen und sozialen Problemen des höheren Lebensalters.

> Daraus und aus den vorliegenden theoretischen Erkenntnissen ergeben sich Schlussfolgerungen für die praktische Medizin

Folgende Disziplinen sind dabei unbedingt einzubeziehen:
- Gerontologie (Alternsforschung)
- Geriatrie (Lehre von den Krankheiten im Alter)
- Gerohygiene (Hygiene des höheren Lebensalters).

11.2 Wesen und Definition des Alters

Der Begriff Altern wird momentan nicht einheitlich benutzt.

Tabelle 11-1: Durchschnittliche Lebenserwartung zum Zeitpunkt der Geburt. Quelle: Weiland (2006, S. 906).

Land	Männer [Jahre]	Land	Frauen [Jahre]
Island	81,4	Spanien	86,3
Italien	81,2	Frankreich	85,9
Spanien	80,7	Italien	85,6
Schweden	80,9	Island	84,5
Frankreich	79,7	Schweden	84,3
Großbritannien	79,5	Österreich	84,1
Österreich	79,4	**Deutschland**	**83,3**
Deutschland	**78,6**	Großbritannien	83,1
Tschechische Republik	76,2	Tschechische Republik	82,0
Polen	73,7	Polen	81,7

Altern des Organismus ist die Folge von Funktionsverlusten der Organe infolge struktureller Veränderungen in den Zellen.

Altern ist aber auch die wahrnehmbare Verminderung der physischen und psychischen Leistungsfähigkeit, die sich in Gestalt, Aussehen und Verhalten äußert.

Von wesentlicher Bedeutung ist:
Altern ist ein sich ständig vollziehender biologischer Prozess, während Lebensalter durch einen definierten (zeitlich und strukturell) Zustand gekennzeichnet ist.

Altern ist ein obligater Bestandteil des Lebens mehrzelliger Organismen. Strukturelle und funktionelle Veränderungen führen zu einer quantitativ und qualitativ anderen Beziehung zwischen Organismus und Umwelt.

Altern ist ein biologischer(katabolischer) Prozess jedes gesunden Organismus und ist damit auch mit einer dem jeweiligen Lebensalter entsprechenden Norm der Struktur und Funktion verbunden. Altern ist keine Krankheit, stellt aber einen wichtigen Risikofaktor für viele Erkrankungen dar.

Außerdem werden darunter verstanden:

- das kalendarische Alter, d.h. die von einem Menschen durchlaufenen verschiedenen Lebensphasen wie Empfängnis, Geburt, Wachstum und Entwicklung, Pubertät, Adoleszenz, mittleres, höheres und hohes Erwachsenenalter, Frailty, Sterben und Tod (s. **Abb 11-1**).
- die biologischen Veränderungen, die bereits mit der Befruchtung der Eizelle beginnen und mit dem Tod enden
- im allgemeinen Sprachgebrauch jene Veränderungen, die nach Erreichen des Leistungsmaximums beginnen und mit einer fortschreitenden Leistungseinschränkung einhergehen.

Die Alternsvorgänge werden im Wesentlichen bestimmt durch:

- den Beginn, das Ausmaß und die Intensität der Alternsvorgänge selbst, die sowohl von inneren, im Organismus angesiedelten Bedingungen als auch von äußeren Ursachen, wie Ernährung, chronische, physische und psychische Überlastung u.a.m. beeinflusst werden
- die mit dem Lebensalter zunehmende Wahrscheinlichkeit zu erkranken (Krankheitsrisiko), wobei besonders chronische Erkrankungen im Vordergrund stehen.
- genetische Dispositionen und allmähliche Anfälligkeiten und Schwächungen von Organsystemen und -funktionen (Insuffizienz).
- nachlassende Widerstandfähigkeit des Organismus (Resistenz), verringerte Anpas-

sungsfähigkeit (Adaption) und verminderte Leistungsfähigkeit von Organen (s. **Abb. 11-2**).

> Altern ist ein biologisches Grundphänomen und nicht Ausdruck und Ergebnis krankhafter Prozesse, d.h. Altern ist keine Krankheit.

Die Kenntnisse über die detaillierten Prozesse des Alterns sind lückenhaft und nicht in jedem Fall ausreichend gesichert.

Aus praktischen Gründen (spezielle medizinische Versorgung der Menschen im höheren Lebensalter) wird folgende Arbeitsdefinition vorgegeben:

> Unter „Altern" versteht man die Summe jener Veränderungen der Struktur und Funktion, die mit dem Abschluss von Wachstum und Differenzierung beginnen und mit dem Tod enden.

11.3 Morphologische und funktionelle Veränderungen im höheren Lebensalter

Morphologische und funktionelle Veränderungen der Zellen, Gewebe und Organe.

Gegenwärtig ist noch nicht eindeutig geklärt, ob mit dem Altern eine „neue" Qualität der Struktur und Funktion auftritt oder es sich im

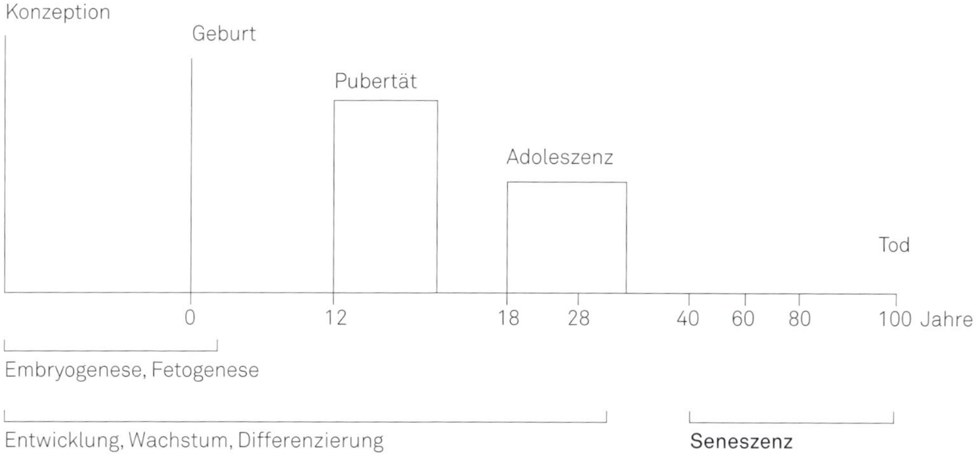

Abbildung 11-1: Lebensphasen der Menschen. Quelle: Meyer, 2014, S. 93.

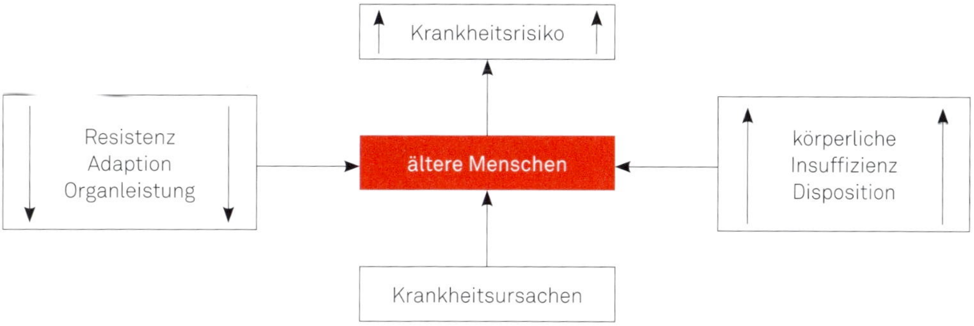

Abbildung 11-2: Alterung beeinflussende Faktoren bei älteren Menschen. Quelle: Meyer, 2014, S. 95.

Wesentlichen um quantitative Veränderungen handelt. Deshalb werden nachfolgend im höheren Lebensalter auftretende morphologische Veränderungen genannt, ohne gegenwärtig die Frage ihrer Spezifik beantworten zu können.

An den Zellen:

- Veränderungen der Zellen:
  - Verminderung ihrer Anzahl, insbesondere bei intermitotischen Zellen
  - Atrophie praktisch aller Zellen infolge Inaktivität
  - Änderung der Zytoarchitektur der Zellen (Größe, Form und Zusammensetzung der Zellen)
- Reduktion der Anzahl und der funktionellen Aktivität verschiedener Zellorganellen:
  - endoplasmatisches Retikulum
  - Ribosomen
  - vesikuläre Umwandlung des endoplasmatischen Retikulums
  - Degeneration von Mitochondrien
  - Abnahme der Telomeren an den Chromosomen
- Bildung und Speicherung von für das Alter möglicherweise typischen Stoffen, wie:
  - Lipofuszin
  - Amyloid.

An den Geweben:

- Verminderung der Masse an quergestreifter Muskulatur (Sarkopenie)
- relative, aber auch absolute Zunahme kollagener Fasern
- Änderung der Zusammensetzung des Knorpelgewebes
- Verlust elastischer Fasern
- zunehmend auftretende Osteoporose
- zunehmender Flüssigkeitsverlust (s. **Abb. 11-3**).

> Diese Veränderungen bewirken Verlust von Elastizität und Beweglichkeit des gesamten Organismus und führen zum alterstypischen Bewegungsverhalten.

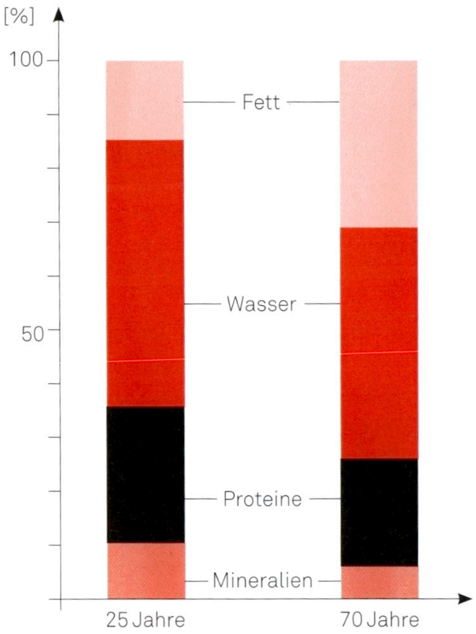

Abbildung 11-3: Veränderung der Körpersubstanz im Alter. Quelle: Quelle: Meyer, 2014, S. 94.

An den Organen:

- Gehirn. Das Hirngewicht bleibt beim Gesunden bis in die siebte Lebensdekade konstant, um sich dann um 10 bis 20 % zu vermindern. Die Anzahl der Ganglienzellen bleibt bis zu diesem Zeitpunkt unverändert, vorausgesetzt, dass keine wesentliche Arteriosklerose vorliegt. Alternsveränderungen des Gehirns bedingen das altersspezifische psychologische Reaktionsmuster.
- Herz. Nach Abschluss der Entwicklung nimmt die Herzmasse geringförmig, aber stetig zu (etwa 5 g/Jahr). Diese Massenzunahme ist durch Hypertrophie der Herzmuskelzellen bedingt, wobei sich auch ihre Zusammensetzung ändern kann. Hinzu kommt eine Zunahme der kollagenen Fasern im Interstitium.
- Gefäße. Verdickung der Intima und Elastizitätsverlust, dadurch Begünstigung der Entstehung sowie des Fortschreitens der Arteriosklerose und eine Verminderung der Permeabilität der Kapillaren.

- Lunge. Die mit dem Lebensalter auftretenden Veränderungen kann man am besten mit dem Begriff „Altersemphysem“ charakterisieren. Sie führen zu einer Verminderung der Vitalkapazität und einer dadurch bedingten Verminderung des respiratorischen Reservevolumens.
- Sinnesorgane:
  Augen
  - Alterssichtigkeit (Presbyopie)
  - Gehäuft auftretende Netzhautablösungen
  - Glaukome
  - Verminderung der Tränensekretion infolge seniler Atrophie der Tränendrüsen
  - seniler Enophthalmus
  - seniler Katarakt

  Ohren
  - Schwerhörigkeit

Altern des Gesamtorganismus

Das Altern des Gesamtorganismus ist das Ergebnis des Alterns seiner Bestandteile.

Alternsbedingte Veränderungen der Zellen, Gewebe und Organe treten zu unterschiedlichen Zeiten während des Lebens auf und können auch unterschiedlich stark ausgeprägt sein:

- die Alternsvorgänge des Gesamtorganismus bestimmen deshalb entscheidend die Lebenserwartung
- durch die Alternsveränderungen des Gesamtorganismus nimmt die Fähigkeit des Organismus zur Adaptation ab
- die biologische und soziale Umwelt beeinflusst wesentlich Ausmaß und Geschwindigkeit von Alternsvorgängen.
- zwischen körperlicher Aktivität und erhaltener Leistungsfähigkeit älterer Menschen besteht ein enger Zusammenhang.

Gegenwärtig ist das komplett entwickelte Erscheinungsbild des alten Menschen am besten durch den Begriff **„Gebrechlichkeit (Frailty)“** charakterisiert, wobei darunter die Kombination von deutlich eingeschränkter körperlicher Leistung, nachlassender Kognition und erhöhter Stressanfälligkeit zu verstehen ist. Frailty ist charakterisiert durch eine erhöhte Anfälligkeit des alternden Organismus für äußere und innere Störmechanismen. Diese geht mit verringerten körperlichen Reserven und verminderter Widerstandsfähigkeit gegenüber Stressoren einher. Die erhöhte Anfälligkeit begünstigt negative gesundheitliche Folgen, wie Stürze, Hospitalisationen, Heimeinweisungen und erhöhte Sterblichkeit (Bauer & Sieber, 2008). Klinische Kennzeichen von Frailty sind

- ungewollter Gewichtsverlust >5 kg/Jahr (Sarkopenie)
- allgemeine Erschöpfung (mental, emotional, physisch)
- Schwäche, d.h. Abnahme der groben Kraft
- langsame Gehgeschwindigkeit
- niedriger physischer Aktivitätslevel (Fried et al., 2001).

Der Kreislauf der Gebrechlichkeit (**Abb. 11-4**) illustriert die an der Gebrechlichkeit beteiligten Prozesse und Symptome. So können Krankheit und Altern, die Entwicklung von Mangelernährung sowie Kachexie (Abmagerung durch Verlust von Fett- und Muskelmasse) und Sarkopenie (Muskelabbau) begünstigen. Diese Prozesse führen klinisch zu Gewichts-, Kraftverlust und Erschöpfung mit verringerter Gehgeschwindigkeit und verminderter posturale Stabilität, welche infolge von Stürzen, die Entwicklung von Behinderungen und Abhängigkeit begünstigen. Die verringerte körperliche Aktivität verstärkt wiederum den Muskelabbau und verringert die Ausdauerfähigkeit und körperliche Belastbarkeit. Zentrale Säulen, um diesen Teufelskreis zu durchbrechen, sind eine verbesserte Ernährung und körperliches Training von Kraft, Ausdauer und Balancefähigkeit (Fried et al., 2001). Wichtige Faktoren, welche das Altern und die eine Gebrechlichkeit (Frailty) beeinflussen veranschaulicht **Abbildung 11-5** mit den Elementen Krankheit, Lebensalter, Sarkopenie (Muskelschwund), Lebensgewohnheiten (geistige/körperliche Aktivität), sowie Lebensweise (Ernährung) und mögliche genetische Faktoren.

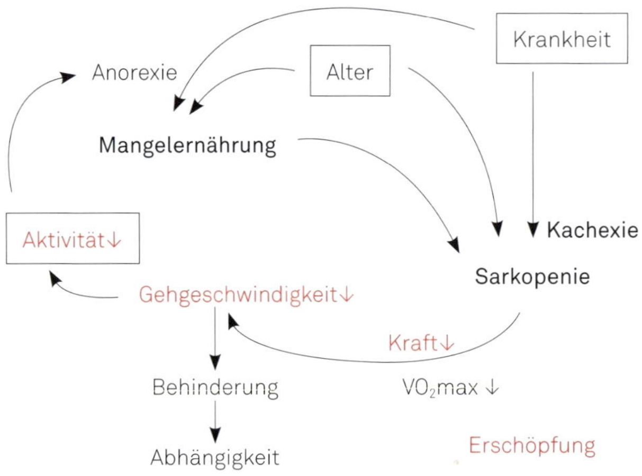

Abbildung 11-4: Kreislauf der Gebrechlichkeit (Frailty) und beteiligte Prozesse und Kennzeichen. Quelle: Fried et al. 2001, S. 146–157.

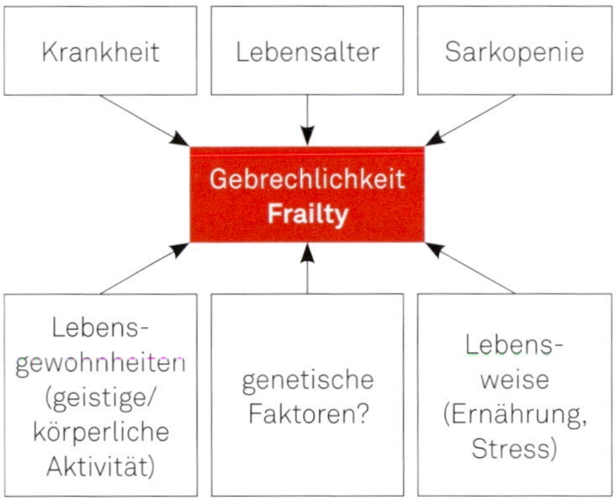

Abbildung 11-5: Altern und Gebrechlichkeit beeinflussende Faktoren. Quelle: Autoren.

Zusammenhang zwischen Alter und Leistung

Auch im höheren Lebensalter ist der Körper trainierbar durch:

- altersadäquaten Sport
- altersadäquate geistige Tätigkeit
- gesellschaftliche und soziale Aufgaben
- aktive kulturelle Tätigkeit
- gesunde Lebensweise.

Besonders gut trainierbar sind:

- Stütz- und Bewegungsapparat
- Herz-Kreislauf-System (die Herz-Kreislauf-Leistung eines trainierten 60-jährigen Organismus ist so groß wie die eines untrainierten 40-jährigen)
- Atmungssystem
- ZNS
- Stoffwechselsystem

Altern und Krankheit

Im höheren Lebensalter treten gehäuft Krankheiten auf. Sie sind u.a. durch einen chronischen Verlauf und durch weniger charakteristische Symptome gekennzeichnet. Außerdem werden verschiedene chronische Krankheiten gleichzeitig beobachtet (Multimorbidität).

Folgende Krankheiten **manifestieren** sich besonders im höheren Lebensalter:

- Hypertonie
- Lungenemphysem
- Arteriosklerose
- Pneumonie
- Diabetes mellitus
- Osteoporose
- Geschwülste
- Arthrosen.

Das Altern und damit das höhere Lebensalter sind **nicht** durch besondere Alterserkrankungen, sondern durch eine Altersdisposition gekennzeichnet, die infolge der eingeschränkten Adaptationsfähigkeit das Morbiditätsgeschehen prägt. Es findet sich eine geringere funktionelle Reservekapazität.

11.4 Ätiologie des Alterns

> „So ist das Altern zwar eines der am meisten verbreiteten Phänomene, trotzdem waren bis vor wenigen Jahren die Grundvorgänge, die bei dieser Erscheinung eine Rolle spielen, nahezu völlig unbekannt."
> (Curtis, 1978)

Dieser Tatbestand hat sich bis heute nicht wesentlich verändert, so sind wichtige grundlegende Prozesse des Alterns, insbesondere Ätiologie und Pathogenese dieses biologischen Vorganges, weiterhin ungeklärt.

Aus den bisher bekannten Fakten sind folgende Schlussfolgerungen möglich:

- Aufgrund experimenteller Untersuchungen ist bekannt, dass einzellige Lebewesen nahezu unsterblich sind. Wenn sich eine Zelle differenziert, um einen speziellen Teil des Organismus zu bilden und damit normalerweise nicht mehr zum undifferenzierten Ausgangspunkt zurückkehren kann, ist ihre Lebensfähigkeit begrenzt. Da sich der Mensch nach einem genetisch fixierten Programm aus den Keimzellen entwickelt, gehört das Altern zu den Phasen seines Lebens.
- In somatischen Zellen treten sehr viele Mutationen auf, die zu Störungen des Chromosomensatzes führen und damit die Veränderungen verursachen, die das Altern ausmachen. Im Alter sind die Reparaturprozesse, die meist die Mutationen beheben, verlangsamt bzw. gestört.
- Mit jeder Zellteilung werden die an den Chromosomenenden sitzenden Telomeren, die einen Schutz der Chromosomen vor Abbau bieten, verkürzt. Ab einer bestimmten Länge ist dieser Schutz nicht mehr gegeben, so dass die Zelle sich nicht mehr teilt. Die Anzahl von Zellen mit verkürzten Telomeren nimmt im Alter deutlich zu. Ein Endzustand kann dabei die Apoptose sein.
- Eine allgemein verbindliche Theorie des Alterns existiert gegenwärtig noch nicht.

11.5 Schlussfolgerungen

Infolge der ständig wachsenden Lebenserwartung sind in Deutschland mehr als ein Viertel der Bevölkerung der Gruppe der älteren, alten und hochbetagten Menschen zuzurechnen, Tendenz steigend.

Obwohl gerade beim Altern viele Faktoren und Erscheinungen bisher ungeklärt sind, müssen einige Konsequenzen für die praktische Medizin gezogen werden:

- Altern bzw. das höhere Lebensalter sind nicht mehr ausschließlich ein medizinisches, sondern ein gesamtgesellschaftliches Problem
- Altern ist ein der lebenden Materie innewohnender biologischer Prozess und keine Krankheit
- Alternsprozesse werden häufig von Krankheiten, insbesondere chronischen Krankheiten, begleitet
- die durch das Altern entstehenden strukturellen und funktionellen Veränderungen verlangen einen altersgerechten Normbegriff (Altersnorm)
- der ältere Mensch benötigt eine spezielle medizinische Betreuung, die neben präventiven Aufgaben eine altersgerechte Therapie, Pflege und Nachsorge gewährleisten muss
- bei der Lösung der gesamtgesellschaftlichen Aufgabe sind minimal folgende Prinzipien beachten.
  - für die Betroffenen sind zu bewahren: Selbstbestimmung, Selbständigkeit
  - Erhaltung, Bewahrung und Ausbau sozialer Kontakte.

Erst danach ist eine spezifisch auf das höhere Lebensalter abgestimmte medizinische Betreuung erforderlich.

Lernkontrolle

1. Was verstehen Sie unter Altern?
2. Durch welche Maßnahmen könnte die durchschnittliche Lebenserwartung des Menschen weiter erhöht werden?
3. Welche morphologischen Veränderungen treten beim Altern auf?
4. Erläutern Sie die Begriffe Geriatrie und Gerontologie.
5. Erklären Sie den Zusammenhang zwischen Altern und Krankheit.
6. Warum benötigen Menschen im höheren Lebensalter eine besondere medizinische Betreuung?

12 Tod, Sterben und Sektion

12.1 Wesen des Todes

Der Tod ist wie das Altern, ein obligates Phänomen des Lebens.

> Der Tod ist die irreversible Beendigung aller Lebensvorgänge im Organismus.

Obwohl logischerweise der Tod den Abschluss von Alternsvorgängen darstellen müsste, tritt er gegenwärtig fast ausschließlich als Folge von Krankheiten auf.

Es ist zwischen **klinischem** und **biologischem Tod** zu unterscheiden.

Der **klinische Tod** tritt immer zuerst ein und ist durch einen Atem- und/oder Herzstillstand gekennzeichnet. Im klinischen Tod fehlen wesentliche Lebensäußerungen. Symptome des klinischen Todes sind:

- fehlende Atmung
- fehlende Herztöne
- Pulslosigkeit
- weite und starre Pupillen
- Bewusstlosigkeit und fehlende Motorik.

Der **biologische Tod** ist durch das Absterben der Körperzellen gekennzeichnet. Zellen mit hohem Sauerstoff- und Nährstoffbedarf sterben dabei zuerst ab, die anderen Zellen folgen in zeitlich unterschiedlicher Reihenfolge. Von wesentlicher Bedeutung ist der Tod der Nervenzellen, da dadurch Steuer- und Regelmechanismen des Körpers zum Erliegen kommen.

Da der biologische Tod nach dem klinischen Tod eintritt, ergibt sich daraus die Möglichkeit der Gewebe- oder Organentnahme für Transplantationen. Durch entsprechende Konservierungsverfahren können die entnommenen Gewebe über längere Zeit am Leben erhalten werden.

Letztendlich stirbt jeder unabhängig von der bestehenden Krankheit an Herz- oder Atemstillstand.

> Eine Leiche ist der Körper eines Verstorbenen, der sichere Zeichen des klinischen und/oder biologischen Todes aufweist.

12.2 Rechtliche Fragen des Todes

Eine bundesweit einheitliche gesetzliche Regelung rechtlicher Fragen des Todes existiert nicht.

Grundsätzlich kann an einer Leiche kein Eigentumsanspruch erhoben werden.

Den nächsten Angehörigen stehen lediglich Befugnisse zu, die sich aus den unterschiedlichen Rechtsvorschriften der Totenfürsorge ableiten lassen.

In der Verantwortung der einzelnen Bundesländer ist durch unterschiedliche Festlegungen verbindlich geregelt, dass jeder Verstorbene durch einen Arzt zu untersuchen ist und der Tod nur durch einen Arzt festgestellt und beurkundet werden kann.

Diese Untersuchung der Toten ist die äußere Leichenschau, die dazu dient, folgende Tatsachen festzustellen:

- den Tod des Individuums
- die Art des Todes, wobei zwischen „natürlicher“ und „nicht natürlicher“ Todesart unterschieden wird. Ist eine eindeutige Todesart nicht zu ermitteln, wird von einer ungewissen Todesart gesprochen, die in gleicher Weise zu handhaben ist wie die Todesart „nicht natürlich“
- der Zeitpunkt des Todes
- die zum Tode führende Krankheit.

Das Ergebnis dieser ärztlichen Untersuchungen ist zu dokumentieren, wobei die Form dieses Dokumentes leider von Bundesland zu Bundesland unterschiedlich ist.

Auf der Basis der dokumentierten äußeren ärztlichen Leichenschau erfolgt durch den ausführenden Arzt die Ausstellung des Totenscheines.

Erst nach Vorliegen dieses Dokumentes kann die Bestattung erfolgen.

> Die äußere ärztliche Leichenschau ist gesetzliche Pflicht zur Feststellung des Todes eines Menschen.

In der Bundesrepublik Deutschland besteht für jeden Verstorbenen eine gesetzliche Bestattungspflicht, wobei die Modalitäten in der Hoheit der Bundesländer festgelegt sind. Bei Totgeburten von 900 Gramm und mehr besteht ebenfalls Konsens über die gesetzliche Bestattungspflicht. Die Regelungen für Totgeborene mit einem Geburtsgewicht von weniger als 900 Gramm sind uneinheitlich, wobei sich die Auffassung durchzusetzen scheint, dass bei einem Geburtsgewicht von 500 Gramm und mehr Bestattungspflicht bestehen sollte.

Bezüglich der Rechtmäßigkeit der Durchführung der inneren Leichenschau (Autopsie; Sektion) besteht keine gesetzliche Regelung.

Durch das Gesetz ist geregelt, dass bei staatsanwaltschaftlich angeordneten Sektionen, das sind jene, die bei der Todesart „nicht natürlich“ erforderlich sind, keine Möglichkeit des Widerspruchs besteht. Gleiches gilt für Sektionen, die auf der Basis des Seuchenschutzgesetzes (z. B. Tuberkulose und Viruserkrankungen wie COVID-19) angeordnet werden.

Für die klinischen Sektionen, die im Rahmen des Qualitätsmanagements und zur Klärung der Todesursache durchgeführt werden sollen, besteht in weiten Teilen unseres Landes die Zustimmungsregelung. Eine klinische Sektion darf nur durchgeführt werden, wenn entweder der Verstorbene zu Lebzeiten ausdrücklich seine Zustimmung gegeben hat bzw. die nächsten Angehörigen nach dessen Tod eine solche Zustimmung erteilen.

Auf Grund dieser Situation und anderer Gründe, die im Wesentlichen im Aufgabenwandel der Pathologie begründet sind, besteht in Deutschland gegenwärtig eine Sektionsquote von weit unter 10 % aller Verstorbenen. Damit wird deutschlandweit dieses wichtige Instrument der Qualitätskontrolle klinischer Diagnostik und Therapie nicht mehr ausreichend genutzt. Außerdem nimmt damit die inhaltliche Unsicherheit bei der Bewertung der territorialen Sterbeanalyse (Todesursachenstatistik) weiter zu.

Lernkontrolle

1. Definieren Sie den Begriff Tod.
2. Worin unterscheiden sich klinischer und biologischer Tod?
3. Worin bestehen die Aufgaben der äußeren Leichenschau?
4. Wann darf ein Toter bestattet werden?

13 Anhang

Tabelle 13-1: Nahrungsbedingte Krankheitsursachen und ihre Folgen

Nährstoffe	Überangebot	Mangel
Kohlenhydrate		
	Förderung der Adipositas	keine Folgen bei ausreichender Eiweiß- und Fettversorgung
Fette (Lipide)		
	Adipositas, Begünstigung der Arteriosklerose	keine Folgen bei ausreichender Aufnahme von Kohlenhydraten
Eiweiße (Proteine, Proteide)		
	–	Wachstumsstörungen bei Kindern, Hungerödem durch Sinken des kolloidosmotischen Drucks, Störung der Antikörperbildung, Gerinnungsstörungen
Vitamine		
Vitamin B_1 (Thiamin)	–	Störungen im Kohlenhydrat- und Energiestoffwechsel, herabgesetzte Empfindlichkeit bestimmter Bereiche des Nervensystems
Vitamin B_2 (Riboflavin), Niacin	–	Rhagadenbildung, Störungen im Kohlenhydrat- und Fettstoffwechsel, Pellagra mit Reduzierung der Abwehrbereitschaft
Vitamin B_{12} (Cobalamin)	–	perniziöse Anämie
Vitamin C	–	Skorbut, Möller-Barlow-Krankheit bei Kleinkindern
Vitamin A	–	Nachtblindheit, Fehlbildungen, Hautveränderungen
Vitamin D	–	Erwachsene: Osteomalazie; Kinder: Rachitis

Tabelle 13-1: *Fortsetzung*

Nährstoffe	Überangebot	Mangel
Vitamin K	–	Gerinnungsstörungen und Blutungsneigungen; Beachte: Antibiotika zerstören Kolibakterien, die Vitamin K bilden!
Elektrolyte		
Natrium	Wasserretention	Dehydratation des Extrazellulärraumes
Kalium	Muskellähmung, Gefahr eines Herzstillstandes	paroxysmale Lähmung, Gefahr eines Herzstillstandes, Lethargie
Kalzium	–	Störungen der Nerven- und Muskelfunktionen, Tetanie, Gerinnungsstörungen
Eisen	Hämosiderose (z. B. infolge häufiger Bluttransfusionen)	Eisenmangelanämie, Störungen der Hämoglobinbildung und der Erythropoese
Phosphor	–	Störungen am Skelett und beim Zahnaufbau
Jod	–	Struma, Kretinismus, Myxödem
	Kreislaufstörungen	Kreislauf- und Elektrolytstörungen
Genussmittel (Abusus/Missbrauch)		
Alkohol	Kreislaufstörungen, Leberzirrhose, Delirium tremens, Polyneuritis, erhöhter Vitaminbedarf, psychische Störungen, Erkrankung der Verdauungsorgane	Ø
Kaffee/Tee	paradoxe Reaktion des Zentralnervensystems, Kreislaufstörungen	Ø
Tabak	kanzerogene Wirkung, Auslösung von Gefäßspasmen, chronische Entzündung der Atemwege (COPD)	Ø

Tabelle 13-2: Physikalische Krankheitsursachen und ihre Folgen

Ursachen	**Folgen**
Mechanische Ursachen	
• Scharfe, stumpfe, gemischte Traumen • erhöhter Druck • Schall	Gewebedefekte durch Zug und Druck: Wunden, Frakturen, Luxationen, Rupturen, Blutungen, Erschütterungen, Schädigung des Nervensystems, traumatischer Schock
Thermische Ursachen	
• Erhöhte Wärmeeinwirkung	Örtlich: Verbrennungen 1. Grades: Gefäßerweiterung – Rötung 2. Grades: Gefäßwandschädigung – Blasenbildung, Ödem 3. Grades: Nekrose 4. Grades: Verkohlung. *Beachte:* Die Oberflächenausdehnung der Verbrennung ist wichtiger als der Grad der Verbrennung!
• Kälteeinwirkung	Örtlich: Erfrierungen 1. Grades: Gefäßerweiterung – blaurote Verfärbung 2. Grades: Gefäßwandschädigung – Blasenbildung, Ödem 3. Grades: irreversible Gefäßlähmung – Nekrose 4. Grades: völlige Gewebsvereisung – Nekrose Spätfolgen: Durchblutungsstörungen, Endangitis – Nekrose allgemein: Intoxikation durch Zerfallsprodukte Schock, Infektion – Sepsis *Beachte:* Der kritische Temperaturbereich liegt bei 20–26 Grad C.
Elektrischer Strom	
• Stromstärkenbereich von 0,025–0,080 A, 100–500 V	Örtlich geringe Wirkung, Blutdrucksteigerung, Muskelkrampf, Herzkammerflimmern, Lähmung des Atemzentrums
• Hochspannung	Örtlich Strommarken, tetanische Muskelkontraktion, Tod durch Herzstillstand
Strahlen:	
• Sichtbares Licht in zu hoher Intensität • Ultraviolettstrahlung • Infrarotstrahlung (Wärmestrahlung)	Verbrennungen der Haut, Schock
• Ionisierende Strahlen (Röntgen-, Alpha-, Beta-, Gamma- und Protonenstrahlen), Neutronen	Degeneration und Nekrosen, Karzinom, genetische Krankheiten, Strahlenkrankheiten

Tabelle 13-3: Chemisch-toxische Krankheitsursachen und ihre Folgen

Ursachen	Folgen
Exogene Gifte	
• Örtlich wirkende Gifte wie Säuren und Laugen	• Nekrosen an Schleimhäuten und der Haut
• Allgemein wirkende Gifte: – CO (Kohlenmonoxid) – Pb (Blei)	• Vergiftung durch: – Bildung von Kohlenoxidhämoglobin – toxische Anämie
• Anorganische Gifte wie Sublimat (Quecksilberchlorid)	• Nekrosen, lokale Verätzungen
• Organische Gifte: – CCl4 (Tetrachlorkohlenstoff) – Schlangengifte – Amanitin (Gift des Knollenblätterpilzes)	• Nekrosen des Lebergewebes • Nervenlähmung, Herz-Kreislauf-Störungen, tödlich verlaufende Krämpfe
• Synthetische Gifte wie Herbizide • Arzneimittelabusus	• Vergiftungen (Fehlbildung, Karzinome)
Endogene Gifte	
• Ketone, Harnstoff	• Stoffwechselstörungen

Tabelle 13-4: Nomenklatur der Tumoren

Vergleichbares Normalgewebe	Benigne Tumoren	Maligne Tumoren
I. Epitheliale Tumoren		
1. Epitheliale Tumoren i. e. S.		
Plattenepithel	Plattenepithelpapillom	Plattenepithelkarzinom
Basalzellen		Basaliom/Basalzellkarzinom
Übergangsepithel	Übergangsepithelpapillom	Übergangsepithelkarzinom
Drüsen	- Adenom - Papillom - Zystadenom - Fibroadenom	Adenokarzinom
2. Neuroendokrine Tumore		
Endokrine Zellen in verschiedenen Organen	–	Neuroendokrine Karzinome (Karzinoide)
Nebennierenmark	Phäochromozytom	Malignes Phäochromozytom
Nebennierenrinde	Nebennierenrindenadenom	Nebennierenrindenkarzinom
Endokrines Pankreas	Insulinom	Malignes Insulinom

Verteilung von Krankheiten allgemein, deren Ursachen, Formen und sozialen Folgen in der Bevölkerung

Epigenetik – Steuerungsmechanismen im Zellkern, die beispielsweise die Gene an- und abschalten können und durch die Umwelt beeinflusst werden.

Exsikkose – Austrocknung des Körpers bei starkem Flüssigkeitsverlust

Exsudation – Bevorzugter Austritt von ungeformten Blutbestandteilen (Plasma, Fibrin, spezifisches Gewicht über 1015) aus der Blutbahn

Fibromatose – Tumorartige Wucherungen des Bindegewebes

Fieber – Erhöhte Körpertemperatur infolge einer Sollwertverstellung der Temperaturregulation

Fragmentation – Zerfall in Bruchstücke (speziell von den Muskelfasern nach dem Tod)

Gangrän – Brand, Nekrose des Gewebes infolge Durchblutungs- und Ernährungsstörungen sowie in Folge hinzutretender bakterieller Fäulnis

Gefrierschnittverfahren – Methode zur Herstellung von Gewebeschnitten für histologische Untersuchungen, bei der das Gewebematerial zur Erleichterung des Schneidens eingefroren wird

Genomik – Wissenschaft zur Erforschung des Genoms eines Organismus

Geschwülste – Örtliche, irreversible und autonome Wachstumsexzesse körpereigener Zellen, die sich zum Organismus parasitär verhalten

Gesundheit – Zustand des vollständigen körperlichen, geistigen und sozialen Wohlbefindens und nicht nur des Freiseins von Krankheit und Gebrechen

Glioblastom – Maligner Tumor (Gliom) des Großhirns

Glomus caroticum – Kugelige bzw. spezifische Zellgruppe an der Teilungsstelle der Arteria carotis communis

Glukosurie – Ausscheidung von Traubenzucker im Harn

Glykogen – Aus Glukose aufgebautes speicherungsfähiges, energiereiches Kohlenhydrat

Graft-versus-Host-Reaktion – Immunkompetente Zellen (T-Zellen) aus dem Spenderorgan lösen im Empfängerorganismus an vielen Stellen zytotoxische Reaktionen aus, die insbesondere Epithelzellen der Haut, der Darmschleimhaut und der Leber vernichten und so ein gefährliches Multiorganversagen hervorrufen

Granulom – Speziell aufgebautes Granulationsgewebe

Hämorrhagie – Austritt von Blut in seiner vollen Zusammensetzung aus Blutgefäßen oder aus dem Herzen

Hepatitis – Entzündung der Leber, v. a. die durch Hepatitisviren hervorgerufenen Formen der akuten Virushepatitis

Herzinsuffizienz – Unfähigkeit des Myokards, die zur Aufrechterhaltung der Kreislauffunktion notwendige Druck-Volumen-Arbeit zu leisten

Heterologie – Krankhafte Abweichung von der Norm

Histamin – Gewebshormon, das im Körper aus der körpereigenen Aminosäure Histidin gebildet wird

Histion – Spezielle Gewebseinheit, bestehend aus Gefäßen und umgebendem Bindegewebe

Hydrops – Flüssigkeitsansammlung in vorgebildeten Höhlen

Hyperämie – Örtliche Kreislaufstörung, gekennzeichnet durch erhöhten Blutgehalt im Gewebe, Organ oder Organteil

Hyperglykämie – Erhöhter Zuckergehalt des Blutes

Hyperkeratose – Übermäßig starke Verhornung der Haut mit Schwielen- und Warzenbildung

Hyperplasie – Durch Vermehrung der Anzahl von Einzelzellen bedingte Volumenzunahme eines Organs

Hypertonie – Zeitweise oder ständige Erhöhung des systolischen und/oder diastolischen Blutdrucks über den Normwert

Hypertrophie – Durch Vergrößerung von Einzelzellen bedingte Volumenzunahme eines Organs

Hypogenesie – Unvollständige Organentwicklung, wird synonym mit Hypoplasie gebraucht

Hypoplasie – Infolge einer gestörten Entwicklung zu kleines Organ
Hypotonie – Zeitweilige oder ständige Senkung des systolischen und/oder diastolischen Blutdrucks unter den Normwert
Hypoxämie – Verminderter Sauerstoffgehalt des Blutes
Hypoxidose – Intrazelluläre Sauerstoffverwertungsstörung
Hypoxie – Sauerstoffmangel der Zelle
Immunphänomene, pathogene – Veränderungen, die statt der protektiven Wirkung zum Schutz und zum Erhalt der Individualität pathologische immunologische Reaktionen auslösen
Immunphänomene, protektive – Summe aller Maßnahmen, die der Erhaltung und dem Schutz der Individualität eines Lebewesens dienen
Immunsuppression – Abschwächung oder Unterdrückung einer Immunreaktion
Inanition – Abmagerung mit völliger Entkräftung und Erschöpfung als Folge unzureichender Ernährung
Infarkt – Ischämisch bedingte Nekrose
Infektion – ist eine durch belebte Krankheitserreger verursachte Krankheit. Eine Infektion liegt dann vor, wenn sowohl der Erreger nachgewiesen wurde und andererseits entsprechende Krankheitssymptome beobachtet wurden.
Infektiosität – Die Fähigkeit von Mikroparasiten, in den Organismus einzudringen und sich trotz natürlicher Abwehrkräfte in ihm zu vermehren
Infiltration – Meist örtlich begrenzte Einlagerung von Blutzellen (Granulozyten, Lymphozyten, Makrophagen, Erythrozyten) zwischen Parenchymzellen oder in das bindegewebige Interstitium
Inflammation – Entzündung
Inkretion, Innere Sekretion – im Allg. Bez. für die Sekretionsfähigkeit der Hormondrüsen, die ihr Sekret unmittelbar ins Blut abgeben
Ischämie – Örtliche Kreislaufstörung, gekennzeichnet durch verminderten Blutgehalt im Gewebe, Organ oder einem Organteil. Ischämie führt immer zu Nekrose
Kachexie – Mit allgemeiner Schwäche und Blutarmut verbundener starker Kräfteverfall bei schweren chronischen Krankheiten wie Krebs, Tuberkulose u. a.
Karzinom – Krebsgeschwulst, vom Epithelgewebe ausgehende, zu Metastasen neigender bösartiger Tumor
Keratose – Verhornung, insbesondere der Haut
Kompensation – Ausgleich einer Störgröße mit Hilfe anderer Regelsysteme. Unter Einschränkung der Regelbreite wird die Stabilität des betroffenen Systems erhalten.
Konstitution – Gesamtheit der körperlichen Eigenschaften, die das besondere Verhalten gegenüber äußeren Einflüssen bestimmen
Krankheit – Prozesshaft gestörtes Leben, geht mit strukturellen und funktionellen Atypien einher. Krankheit bedeutet ein Missverhältnis zwischen den ständig wechselnden Umweltbedingungen und der Anpassungsfähigkeit des Organismus
Krankheitsbedingungen – Innere Veränderungen des inneren Gleichgewichts des Organismus, die eine notwendige Voraussetzung für das Wirksamwerden von Krankheitsursachen sind
Kreislaufstörungen – örtliche Störungen des Blutgehalts der Gewebe, Organteile oder Organe
Leberegel (Fasciola hepatica) – In den Gallengängen von Mensch und Tier schmarotzende Saugwurmart
Leukoplakie – Auftreten von weißlichen, oberflächlichen Herden an der Zunge, an den Lippen oder an den Genitalien
Malaria – Sumpffieber, Wechselfieber, fieberhafte Infektionskrankheit tropischer oder subtropischer Gegenden mit typischen periodischen Fieberanfällen (Überträger: Anophelesmücke)
Malignität – Bösartigkeit (z.B. einer Geschwulst)
Meningeom – Langsam wachsende, weiche oder knollige Geschwulst der Hirnhäute
Metapasie – Umwandlung einer differenzierten Gewebsart in eine undifferenzierte Gewebs-

art eines anderen Typs (z. B. Plattenepithelmetaplasie in respiratorischem Flimmerepithel)
Metastasierung – Entwicklung von Tochtergeschwülsten nach Verschleppung von Zellen der Primärgeschwulst an eine andere Stelle im Organismus
Mitose – Indirekte Zellkernteilung, bei der im Gegensatz zur Reduktionsteilung jede Tochterzelle den vollständigen Chromosomensatz erhält
Molekularpathologie – Summe aller Methoden, mit deren Hilfe die Aufklärung der Qualität und Funktion von DNA und RNA möglich ist, um die spezifischen Eigenschaften der Gene innerhalb der Zelle zu erkennen
Morbidität – Krankenstand, zahlenmäßiges Verhältnis zwischen erkrankten und gesunden Personen einer Bevölkerung bzw. das Vorliegen einer Erkrankung
Morphologie – Lehre von der Gestalt und dem Bau der Organismen und ihrer Organe
Mutation – Meist spontane, aber auch künstlich erzeugte Veränderung des genetischen Materials (DNA). In der Folge können daraus Erkrankungen entstehen
Mortalität – Verhältnis der Zahl der Todesfälle zur Gesamtzahl der statistisch berücksichtigten Personen
Mutation – Erhebliche vererbbare Veränderung des genetischen Materials
Mykose – Allg. Bezeichnung für eine durch Pilze hervorgerufene Krankheit
Nekrophanerose – Bezeichnung für die bei einem umschriebenen Gewebstod morphologisch sichtbaren Gewebsveränderungen
Nekrose – Morphologisches Äquivalent des provozierten Zell- und Gewebstodes
Neoplasie – Echte Gewebsneubildung; meist im Sinne von bösartiger Geschwulst
Nosokomialinfektion – Krankenhausinfektion, Infektion, die im zeitlichen Zusammenhang mit einem Aufenthalt in einem Krankenhaus steht
Ödem – Gewebewassersucht, krankhafte Ansammlung seriöser Flüssigkeit in den Interzellularräumen nach Austritt aus den Lymphgefäßen und Blutkapillaren infolge Proteinmangels
Onkologie – Lehre von der Entstehung und der Behandlung von Tumoren und tumorbedingten Krankheiten
Parasit – Tierischer oder pflanzlicher Schmarotzer, Lebewesen, das den Organismus eines anderen Lebewesens befällt und sich von dessen Körpersubstanz oder -säften ernährt
Pathogenese – Lehre von der Entstehungsweise der Krankheiten
Pathologie – Lehre von den Krankheiten, insbesondere ihrer Entstehung und den durch sie hervorgerufenen organisch-anatomischen Veränderungen
Pleura Brustfell, die inneren Wände des Brustkorbs auskleidende seröse Haut
Polyploidie – Im Zellkern sind mehr als zwei vollständige Chromosomensätze vorhanden (Kriterium der Malignität)
Polyposis intestinalis – Erblich bedingtes Auftreten von Polypen im Darmtrakt, die häufig maligne auftreten
Präkanzerose – Gewebsveränderung, die zu kanzeröser Entartung neigt bzw. als Vorstadium eines Krebses aufzufassen ist
Prästase – Stark verlangsamte Blutströmung in der terminalen Strombahn
Prodromalsymptom – Frühsymptom, Krankheitszeichen, das der eigentlichen Krankheit, d. h. dem voll ausgebildeten Krankheitsbild, vorausgeht
Proliferation – Wucherung des Gewebes durch Zellvermehrung
Proliferationskinetik – Geschwindigkeit proliferativer Prozesse zur Zellvermehrung. Bei einer Störung dieses Prozesses kann es zu autonomen Wachstumsexzessen kommen
Protein – Polymer aus kettenartig über Peptidbindungen miteinander verknüpften Aminosäuren, die Reinfolge der Aminosäuren ist charakteristisch und funktionsbestimmend für ein Protein, Ketten mit weniger als 100 Aminosäuren werden häufig als Peptide bezeichnet
Proteinomik – Wissenschaft zur Erforschung der Proteine in einer Zelle, Organ bzw. Organismus

Protozoen – Urtierchen, den niedersten Tierstamm bildende einzellige Organismen
Polyploidie – Im Zellkern sind mehr als zwei vollständige Chromosomensätze vorhanden (Kriterium der Malignität)
Pyrogene – Polypeptide, die – in kleinsten Mengen von außen zugeführt (Bakterien) oder/und endogen entstanden – eine erhöhte Körpertemperatur auslösen
Reaktionen, zytotoxische – Graft-versus-Host-Reaktion
Rechtsmedizin – Medizinisches Weiterbildungsfach, das sich insbesondere mit den medizinischen und rechtlichen Problemen des nichtnatürlichen (Verbrechen, Unfall) Todes beschäftigt; die Pathologie beschäftigt sich mit den medizinischen Problemen des natürlichen (Krankheit) Todes
Regeneration – Ersatz verloren gegangener, entfernter, abgestorbener oder funktionsuntüchtiger Körpersubstanzen durch den Organismus
Regeneration, pathologische – Gewebsersatz bei gestörter Proliferationskinetik
Regeneration, physiologische – Ersatz von Körpersubstanz nach physiologischem Zellverschleiß
Regeneration, reparative – Ersatz von Körpersubstanz nach pathologischen Gewebs- und Zellverlusten
Rejektion, akute – Erstmalige, meist T-zellvermittelte Immunreaktion innerhalb der ersten Tage nach einer Transplantation; zellgebundene Immunreaktion vom Typ IV
Rejektion, chronische – Schleichend auftretender immunologischer Prozess, der sich an den Blutgefäßen, insbesondere der terminalen Strombahn, abspielt und die Entstehung einer Transplantatvaskulopathie bewirkt
Rejektion, hyperakute – Irreversible Schädigung des Allotransplantats unmittelbar nach Herstellung der Blutgefäßverbindung; führt in jedem Fall zum Verlust des Spenderorgans
Rejektionen – Unterschiedlich strukturierte und zu unterschiedlichen Zeiten auftretende pathogene Immunphänomene
Rekonvaleszenz – Stadium der Genesung bzw. Wiederherstellung nach Überstehen einer Krankheit, nach einer Operation oder nach einem Unfall
Resistenz – Summe aller phylogenetisch erworbenen unspezifischen Maßnahmen der Abwehr
Restitutio ad integrum – Völlige Wiederherstellung der normalen Körperfunktion nach einer überstandenen Krankheit oder Verletzung
Retinoblastom – Bösartiger Netzhauttumor
Rubor – Umschriebene Rötung infolge der Wirkung entzündungserregender Reize
Salmonelle – Gattung begeißelter, grammnegativer Bakterien, die für den Menschen pathogen werden können und Darminfektionen verursachen
Salmonellose – Sammelbezeichnung für alle durch Salmonellen verursachten Infektionskrankheiten (Darmerkrankungen)
Sarkom – Bösartiger Bindegewebstumor mit heterologem Bau und Neigung zu Metastasierung
Sarkopenie – Muskelschwund, -abbau
Schmerz – Unangenehmes Sinnes- und Gefühlserlebnis, das mit aktueller und potenzieller Gewebsschädigung verknüpft ist oder mit den Begriffen einer solchen Schädigung beschrieben wird
Schock – Durch allgemeine und örtliche Kreislaufstörungen bedingter dynamischer Zustand, gekennzeichnet durch Minderung des Stromzeitvolumens mit nachfolgenden Stoffwechselstörungen
Sequester – Abgestorbenes Knochenstück, das mit dem gesunden Knochen keine Verbindung mehr hat
Serotonin – Den Erregungszustand der glatten Muskulatur regelndes biogenes Amin, das in manchen Geweben und Zellen des Körpers in hoher Konzentration vorliegt
Shigelle – Gattung gramnegativer, unbeweglicher, unbegeißelter, sporenloser, zu den Salmonellen zählender Bakterien
Situs inversus – Lageanomalie, seiten- oder spiegelbildliche Anordnung der Organe und Gefäße

Stase – Blutstillstand in der terminalen Strombahn und Entmischung der Blutbestandteile
Symptom – Krankheitszeichen, für eine bestimmte Krankheit charakteristische, zu einem bestimmten Krankheitsbild gehörende krankhafte Veränderung
Syndrom – Symptomenkomplex, Krankheitsbild mit mehreren charakteristischen Symptomen
Terminationspunkt, teratogenetischer – Spätester Zeitpunkt, bis zu dem ein schädigender Reiz eingewirkt haben muss, um eine bestimmte Fehlbildung auslösen zu können
Thrombose – Intravasale und intravitale Blutverfestigung
Thrombus – Intravital in den Blutgefäßen oder im Herzen entstandenes, fibrinhaltiges Thrombozytenaggregat
Tod – Irreversible Beendigung aller Lebensvorgänge im Organismus
Toxin – Bezeichnung für Giftstoffe, die von Bakterien, Pflanzen oder Tieren ausgeschieden werden oder beim Zerfall von Bakterien entstehen
Toxizität – Ausmaß der Giftigkeit und damit der schädigenden Eigenschaften oder Wirkungen von chemischen Substanzen oder Mikroorganismen; sie ist von der Dosis abhängig
Transplantat – Überpflanztes Gewebestück (z.B. Haut, Knochen, Gefäße, Nerven)
Transplantation – Übertragung von aus ihrer natürlichen Umgebung entfernten lebenden Organen, Organteilen und Geweben an eine andere Stelle im Organismus oder in einen fremden Organismus
Transsudation – Austritt von zell- und eiweißarmer Flüssigkeit aus der Blutbahn
Trichine – Parasitischer Fadenwurm (auf den Menschen durch infiziertes Fleisch übertragbar)
Tumor – Örtliche Volumenzunahme aus unterschiedlicher Ursache
Ulkus – Umschriebener Oberflächendefekt in der Haut oder Schleimhaut
Vaskulopathie – Zusammenfassende Bezeichnung für alle funktionellen Störungen im Bereich der kleinen Blutgefäße
Venole – Kleine Vene, wie Arteriole, entspringt den Kapillaren; mehrere Venolen bilden eine Vene
Virulenz – Gesamtheit pathogener Eigenschaften von Krankheitserregern
Vitalität – Ausmaß der Lebensfähigkeit von Mikroparasiten
Wachstum, reguliertes – biologische Ausbildung und Aufrechterhaltung eines konstanten Formgebildes (z.B. Organismus, Organe oder Zelle)
Zelle – Kleinste Einheit jedes Organismus, bestehend aus Zytoplasma, Zellkern, Zentralkörperchen, Netzapparat und Zellwand
Zelltod – Unfähigkeit der Zelle, ihre normale Funktion in normaler Umgebung bei normaler Regulation aufrechtzuerhalten
Zytologie – Wissenschaft und Lehre von der Zelle, ihrem Aufbau und ihren Funktionen

Literatur

Bauer, J.M. & Sieber, C.C. (2008). Sarcopenia and Fraility: a clinicians controversial point of view. Exp. Gerontol. *Jul., 43*(7), 674–678.

Colvin, L.A. & Fallon, M. (2013). *Schmerzmedizin*. Bern: Huber.

Curtis, H.J. (1978). *Das Altern: Die biologischen Vorgänge*. Jena: G-Fischer

Fried, L.P., Tangen, C.M., Walston, J., Newman, A.B., Hirsch, C., Gottdiener, J., Seeman, T., Tracy, R., Kop, W.J., Burke, G., McBurnie, M.A., Cardiovascular Health Study Collaborative Research Group (2001). Frailty in older adults: evidence for a phenotype. *The Journals of Gerontology, 56*(*3*), 146–157. https://doi.org/10.1093/gerona/56.3.M146

Meyer, R. (2014). *Allgemeine Krankheitslehre kompakt* (11. Aufl.). Bern: Huber. https://doi.org/10.1024/85346-000

Weiland, N., Rapp, K., Klenk, J., Heil, U. (2006). Zunahme der Lebenserwartung. *Deutsches Ärzteblatt, 103*(*16*), B905-B910.

WHO Weltgesundheitsorganisation (1944). *Verfassung der Weltgesundheitsorganisation*. Genf: WHO.

Weiterführende Literatur

Brandes, R., Lang, F. & Schmidt, R. F. (2019). *Physiologie des Menschen* (32. Aufl.). Berlin: Springer. https://doi.org/10.1007/978-3-662-56468-4

Duden (2021). *Wörterbuch medizinischer Fachbegriffe* (10. Aufl.). Berlin: Dudenverlag.

Elsevier (Hrsg.). (2019). *Checkliste Krankheitslehre* (4. Aufl.). München: Elsevier.

Fölsch, U. R., Kochsiek, K. & Schmidt, R. F. (2014). *Pathophysiologie*. Berlin: Springer.

Höfler, G., Kreipe, H. & Moch, H. (2019). *Lehrbuch Pathologie* (6. Aufl.). München: Elsevier.

Schoppmeyer, M. (2018). *Gesundheits- und Krankheitslehre für Pflege- und Gesundheitsberufe* (4. Aufl.). München: Elsevier.

Steffers, G. (2020). *Allgemeine Krankheitslehre und Innere Medizin für Physiotherapeuten* (4. Aufl.). Stuttgart: Thieme.

Thieme (Hrsg.). (2020). *I care Krankheitslehre* (2. Aufl.). Stuttgart: Thieme.

Vaupel, P., Schaible, H.-G. & Mutschler, E. (2015). *Anatomie, Physiologie, Pathophysiologie des Menschen*. Stuttgart: WVG.

Volkert, D. (2009). Die Rolle der Ernährung zur Prävention von Sarkopenie und Frailty. *Schweizer Zeitschrift für Ernährungsmedizin. 7*(4), 25–31.

Von Bose, H.-J. (2014). *Krankheitslehre. Lehrbuch für Pflegeberufe* (6. Aufl.). Berlin: Springer.

Wied, S. & Warmbrunn, A. (Hrsg.) (2012). *Pschyrembel Pflege* (3. Aufl.). Walter de Gruyter.

Sachwortverzeichnis